本书受到四川警察学院科研项目（2022YJBSQD01）资助

数据来源：国家自然科学基金青年基金（71603176），四川省科技计划（2017SZYZF0002），四川中医药大健康产业发展与乡村振兴研究中心课题（DJKYB202203）。

U0251974

网络化治理视野中的
慢性病分级管理体系研究

张敏◎著

四川大学出版社
SICHUAN UNIVERSITY PRESS

图书在版编目（CIP）数据

网络化治理视野中的慢性病分级管理体系研究 / 张
敏著 . — 成都：四川大学出版社，2023.9
ISBN 978-7-5690-6340-0

Ⅰ . ①网… Ⅱ . ①张… Ⅲ . ①慢性病—分级管理—研
究 Ⅳ . ① R4

中国国家版本馆 CIP 数据核字（2023）第 176389 号

书　　名：网络化治理视野中的慢性病分级管理体系研究
Wangluohua Zhili Shiye zhong de Manxingbing Fenji Guanli Tixi Yanjiu
著　　者：张　敏

选题策划：许　奕
责任编辑：许　奕
责任校对：倪德君
装帧设计：裴菊红
责任印制：王　炜

出版发行：四川大学出版社有限责任公司
　　　　　地址：成都市一环路南一段 24 号（610065）
　　　　　电话：（028）85408311（发行部）、85400276（总编室）
　　　　　电子邮箱：scupress@vip.163.com
　　　　　网址：https://press.scu.edu.cn
印前制作：四川胜翔数码印务设计有限公司
印刷装订：成都市新都华兴印务有限公司

成品尺寸：170 mm×240 mm
印　　张：9.5
字　　数：195 千字

版　　次：2023 年 11 月 第 1 版
印　　次：2023 年 11 月 第 1 次印刷
定　　价：48.00 元

扫码获取数字资源

四川大学出版社
微信公众号

本社图书如有印装质量问题，请联系发行部调换

目录

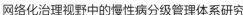

第一章　理论研究

一、网络化治理研究

（一）网络化治理理论产生的背景

全球化背景下，社会结构分化使得多元利益偏好渐显，解决公共问题的时候，客观上需要将多元利益主体考虑在内，而传统制度在平衡各方利益方面面临"低效"和"治理缺失"等困境。在此情况下，政府通过让渡部分权力（分权）来应对上述客观问题。与此同时，作为一种新的生产力，以计算机和网络为主的信息化技术飞速发展，信息化不仅加速了信息的传播速度，促进了组织和个人的跨部门/跨区域沟通，提高了管理效率，还为组织的分权奠定了技术基础，促进了权力监督的实现。在此背景下，网络化治理理念应运而生。

网络化治理理论是在政策网络理论、多中心治理理论、协商民主理论、社会资本理论等的基础上发展演化而来。该理论在斯蒂芬·戈德史密斯和威廉·D. 埃格斯共同的著作《网络化治理：公共部门的新形态》中首次被提及。它是政府为了实现公共利益而与公私组织合作，在相互信任的基础上，多方参与主体相互协作，共同提供公共服务的治理模式。该理论坚持治理主体多元参与和分权的理念，是治理理念在实践层面的展现，属于公共治理理论的分支。

（二）网络化治理的内涵、要素及与常见的治理模式比较

1. 网络化治理的内涵

20 世纪 90 年代以来，在对科层制治理和新公共管理的合理扬弃的基础上，网络化治理理论开始兴起。该理论是在各国政府改革与创新实践的基础上，由学者所做出的理论概括和总结，它是政治网络与治理网络相结合的产物。

广义的网络化治理（Network Governance）指的是两个或多个组织通过互动或协作，共担责任和共享权力的形式和过程。狭义上，网络化治理则特指在公共管理领域内的网络化治理，是政府或各类公共部门通过谈判和协商，与其他组织（私人组织、非政府组织）甚至公民形成显现的或隐含的契约，建立合作伙伴关系，共同应对公共挑战和提供公共服务的一种形式和过程。各参与

主体基于共同价值、相互信任、契约或机制而构建网络并参与运行、协调互动，共同承担相应责任，完成相应任务且服从共同目标。

网络（Network）指在公共服务提供上相互依存的行动者，这些行动者可以是公共部门或非公共部门的人员/机构，行动者之间的互动使得公共服务过程复杂且难以管理。而网络化治理的目标是实现"善治"。这里的"善治"可以理解为在不同的制度安排中，运用公共权力引导、控制或规范公民的活动、公共服务的提供以及公共事务的管理，从而满足公众需求，以最大限度地增进公共利益。"善治"同时也强调提高治理的参与性、透明性、公正性、责任性、回应性、合法性、稳定性等。网络化治理不仅代表了一种不同于传统治理的分析工具，而且也意味着治理主体、治理结构、治理机制等治理要素的深刻变迁。

2. 网络化治理的要素

网络化治理至少包括五个要素：多元化的治理主体、治理结构的扁平化和网络化、治理权力的分享及社会化运行、达成共识的价值理念、治理机制的集成化等。

第一，多元化的治理主体。政府不再作为单一主体存在，而是借助其他组织或个人的力量共同应对公共事务。然而，多元化的治理主体强调的不仅是参与主体的多元化，而且强调参与主体之间的关系。这是因为治理主体常不能独自解决复杂问题。网络化治理更多地依赖各种合作伙伴、同盟或协议等关系所组成的网络（而不是传统意义上的公共雇员）来协调权力和资源，以达到治理公共事物的目标。

第二，治理结构的扁平化和网络化。一方面，在网络化治理中，参与的部门甚多，行政管理序列趋于扁平。扁平化的组织结构不仅可以减少组织沟通的层级，还有利于打破信息壁垒，便于网络主体间信息共享、沟通信任机制的有效实现。当然，治理结构扁平化也对政府和各主体的治理能力提出了更高的要求。另一方面，网络化治理摒弃了政府独断的治理模式，转投于包括政府、社会组织、公民在内的多元主体，形成点对点的网络化结构。它仍需要层级制的合法性，但所针对的不是科层制的纵向结构，而是强调横向互动、多元参与、通过沟通、协调来应对公共事务，力求公共利益最大化。在理论与实践过程中，网络化治理在不同地区、不同领域表现出不同的网络化类型。这里的"网络"着重强调治理主体之间的关系网络。依据"治理者"，网络化治理的"网络"可分为牵头组织治理网络、参与者自治网络和网络外组织治理网络三种类型；依据网络主体行为范畴和内容，"网络"可分为信息型网络、行动型网络、发展型网络及拓展型网络等类型；按照治理周期，"网络"又可分为常规型网络、临时型网络和间歇型网络等。

第三，治理权力的分享及社会化运行。如前所述，网络化治理运转的基础是扁平化结构，在这样的结构中，治理主体不再仅是政府，而是包括公民在内的多元主体。相应地，权力也将向下或横向流向不同的治理主体（前者为"放权"，后者为"赋权"），表现出分权的特征，体现"民主"的价值导向和政府权力"社会化运行"的主张。在管理学中，集权指的是决策权在组织体系的较高层级中一定程度地集中，而分权则指决策权在体系的较低层级中一定程度地分散，一定程度体现了二者是相对的概念。网络化治理也应关注"哪些权力宜集中，哪些权力宜分散""何时集权多一些，何时分权多一些"等问题。当网络处于规模较大、产品或服务的种类较多或市场范围较大、网络内机构较多或区域分布分散、网络发展战略多元化等情形之一时，适合适当分权。值得注意的是，分权的同时，要注重责任监督机制的完善，否则极易滋生腐败等问题。

第四，达成共识的价值理念。网络化治理的核心价值追求是公共价值。当涉及公共政策时，政府应明确网络中关键性的公共价值（网络要实现的关键公共成果是什么），并应在价值观和目标上与合作伙伴达成共识。近年来，"以人为本"成为公共管理领域所推崇的公共价值取向，在公共活动中，政府已逐渐意识到应以人民的需求为导向，为公民提供优质、可及的公共服务。在此基础上，政府应通过加强宣传倡导，确保网络成员对公共目标的彻底理解，促进价值理念内化为综合集成的行动目标，从而使各行动主体的目标一致。这不仅可以帮助成员在共同的目标下进行良好的沟通和协商，还有利于促进网络的合作、监督和优势互补。

第五，治理机制的集成化是网络化治理的核心问题。由于社会环境的复杂性特征，传统的治理机制常常显得力所不及。而网络化治理则可以针对性地应对上述问题，通过政府的沟通和网络治理主体的广泛参与，使得在这一网络化结构各主体之间基于共同的公共价值，建立互惠互信、优势互补、责权平等、科技赋能、共建共享、积极协作的，应对风险的不确定性，并具有集成特征的网络化治理机制。

3. 网络化治理与常见的治理模式比较

（1）科层制治理。

在科层制治理中，政府是公共产品唯一的供给者和公共治理的唯一主体，享有绝对的权力。作为公共权力的独享者，政府的核心职责是管理内部人员和外部行政事务。在科层制治理中，主体结构往往呈现纵向（金字塔）层级结构特征，各组织之间是自上而下的隶属关系，依靠行政命令保证公共管理目标的实现。在这种一元治理模式下，各组织的职能界限相对模糊，信息传达往往迟缓、低效，无论是公私组织之间还是政府间的合作程度均不高，网络治理能力总体较低。

而在网络化治理中，多元参与主体在权力共享、责任共担的基础上进行资源整合和服务整合，共同管理公共事务。政府依然是公共管理的主导者，是拥有制定规则权利的主导性组织，并发挥沟通的作用，但它的核心职责转向整合资源和追求公共价值。在网络化治理中，主体结构是纵横连接、复杂有序的扁平化结构形成的多元参与网（其中，纵向是政府内部自上而下的结构，横向是政府和其他组织及个人结合的结构），各组织之间是平等合作的关系，依靠合作伙伴关系、协议、同盟网络等方式保证公共管理目标的达成。在这种权力多元化的治理模式下，各组织的职能界限相对明晰，致力于发挥各自优势，达到优势互补和"1+1＞2"的效果。各组织之间常通过沟通和谈判来化解冲突和矛盾，促进彼此信任、合作和双赢，并实现信息共享，网络中的信息传达往往快速、高效。相较于科层制治理而言，网络中的组织的合作程度较高，网络治理能力总体较强。

（2）网格化管理。

网格化管理是我国城市治理的原创性经验总结，它基于信息化平台，针对公共问题，为了打破"条块分隔"、责任关系不清和治理效率低下等困境，利用"问题—指挥—责任—联动—反馈"的闭环治理框架，使分散的条块、层级组织、社会组织，甚至跨部门/跨区域的多元治理主体协同共治，试图体现管理的务实、精准和效率目标。实践证明，网格化管理非常适合管制、应急、动员类事务的管理。然而，在现实运行过程中，网格化管理的"内卷化"问题比较突出，表现为"基层治理功能泛化""社区自治受限"等问题。在压力型体制下，管理职能不断下沉，但权责分立情况更加明显，使得网格化管理常出现行政事务与管理功能泛化等问题。网格化管理模式倾向于自上而下进行任务下派，缺乏对基层的赋权增能的关注。也就是说，针对基层服务和利益协调类的事务，网格化管理需要升级基层治理机制。这需要坚持"以人为本"的理念，充分释放基层多元主体的合作共治潜力，走向共治的网络化治理道路。

（3）数字化治理。

随着云计算、大数据等工具的融入，数字化治理（Digital Governance）在公共管理领域的作用日益凸显。它强调运用云计算、大数据等技术实现政府部门内部的高度信息化，在信息资源共享、回应性提升等方面促进政府的社会治理能力提升，以达到整体型政府建设的目标。与网络化治理相似的是，数字化治理也是在治理主体趋于多元化的前提下，为解决公共部门"碎片化"等问题并提供"无缝隙"的公共服务而发展起来的。但数字化治理更强调应用"程序"促进政府部门的信息化建设和政府行政管理职能的履行，关注行政效率的提升和成本的降低。而网络化治理则更多地关注公私合作网络中各主体的角色定位、责权分配、机制建设等，以实现高水平的合作伙伴关系。

（三）网络化治理的影响因素

第一，网络化治理最常见的失败原因为沟通不利。因此，重视沟通并建立正式且连贯的有效沟通渠道成为网络化治理成功的关键之一。信息化建设在沟通中将起到至关重要的作用，它不仅可以缩短合作主体间的沟通距离，降低网络合作的成本，提高互动效率，还可以实现信息资源的整合共享、建立信任、消除公共治理障碍，且便于网络合作伙伴之间的互相监督，促进目标的实现。网络伙伴之间如果缺乏沟通（包括正式沟通和非正式沟通），会大大削弱政府网络化治理的能力。

第二，激励机制的建立是网络化治理成功的关键因素之一。科学的激励机制不仅应关注治理的效果、公平和效率，关注不同治理主体的切身利益，而且要体现可持续发展和健康治理的理念。①就公共服务/产品的提供主体而言，良好的激励机制可有效地促进各主体对彼此的信任，提升合作意愿，促进网络主体的参与并实现良好的合作；②就服务对象而言，良好的激励机制应是建立在"以人为本"的基础上，注重满足公共服务受众的不同层次需求，并应致力于促进公共服务的均等化和公共服务的同质化；③就政府而言，设计精良的激励机制可帮助政府更加高效、公平地通过网络化治理的范式实现善治。

第三，政府治理能力是影响网络化治理结局的重要因素。网络化治理中，多元主体间的合作代替了相互竞争，彼此间有效信息沟通、信任合作和信息传递的难度大大增加，政府的管理难度增大。政府在网络中的核心职能转向管理公共服务提供网，平衡各种组织以提高公共价值，实现善治。因此，政府应具备较高水平的构思和集成网络、知识共享及自我管理等综合治理能力。不仅如此，网络化治理还对政府在沟通、协调、合同管理、战略制定、处理突发事件等方面提出了更高的要求。实践中，常用"服务对象满意度"和"网络协调程度"等指标，以结果为导向评价政府的治理能力。当然，其他治理主体的治理能力也影响网络化治理的结局，值得高度重视。

此外，就环境因素而言，开放的社会参与、良好的社会信用、顺畅的社会沟通、持续的社会学习环境，以及多元合作体系、目标协同体系、资源共享体系、责任管理体系等也为网络化治理的顺利实施提供必要的外部条件保障。

（四）网络化治理的常见工具及运行机制

1. 网络化治理的常见工具

网络化治理的常见工具包括"命令控制""多元规制""协同规制""行业自控""市场机制""自愿"等。在网络化治理中，从"命令控制"到"自愿"占比依次递增。越靠近"命令控制"，治理越偏向"硬规制"，而越靠近"自愿",则治理越偏向"软规制"(图1—1)。如果把"硬规制"视为一种监督网络中各主体行为的"监控器",那么,"软规制"则更像是凝聚各主体共同利益的"粘合剂"。网络化治理只有"刚柔并济",同时发挥"硬规制"和"软规制"的作用,才可能最大限度地达成"价值共识",并充分发挥各主体的主观能动性,最终促进公共利益的最大化。

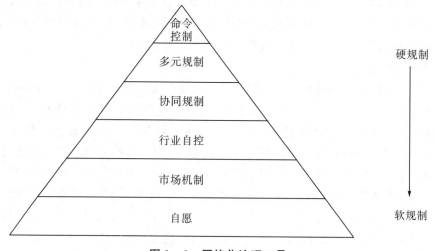

图1—1　网络化治理工具

2. 网络化治理的运行机制

网络化治理需要选择有效的管理策略,提升治理水平,并关注理念层面和制度层面的要素。理念层面的要素主要涉及公共价值,而制度层面则需要构建科学的治理机制。科学的治理机制有助于在执行公共政策和提供公共服务时,使网络拥有足够的资源和条件保障,从而使群众对公共政策和服务更加满意。网络化治理常常涉及合作信任机制、互动协商机制、利益驱动机制、责任监督机制、资源整合机制、科技赋能机制等机制的建设。在网络化治理中,各机制之间是互补且相融(嵌入)的,它们共同作用,对网络化治理的有序运行和绩效产生至关重要的影响。

(1) 合作信任机制。

网络中行动主体之间相互信任是其合作意愿产生的基础,而且基于组织间契约关系建立起来的网络化治理机制,使得治理主体共同承担着较大的风险。因此,在合同实施的过程中,主体间需要具有较大程度的信任,才能更好地合作,共同应对风险。相互信任不仅可以有效解决分歧,减少网络合作的障碍,降低交换过程的复杂性,还可促进网络中行动主体自觉遵守规则,防止间接性的治理工具失灵,使其为共同目标通力合作。此外,高水平的信任关系还有利于节约管理成本，减少网络在解决问题时对法律的依赖。合作信任机制需要在政府、其他治理组织和民众之间建立。

在网络化组织不同的合作生命周期中，可利用的合作信任机制不尽相同。在机遇识别阶段，常应用"诚信评价"等方式，为网络选择值得信任的参与主体；在联盟组建和项目运作这两个阶段，"信任机制"发挥的作用最大，网络应致力于"有效沟通"和"网络文化建设"等信任机制的构建；在合作解散阶段，网络则需通过"兑现承诺"等方式规制网络中行动主体的行为，并为未来的合作打下良好的基础。

（2）互动协商机制。

互动协商机制是网络化治理的内生机制。在主体地位平等的前提下，该机制客观上需要政府利用积极的引导和适当的制度，充分发挥多元治理主体的各自优势，促进网络主体之间有效的沟通和交流、信息共享和协调行动。实践中，各级政府之间常通过正式的、制度化的会议机制实现协商和互动，而政府与其他治理主体之间常用非制度化的"沟通""信任"等机制实现协商和互动。

以现代政府常用的一种机制"行政指导"为例，这是一种非强制性机制，政府在掌握足够的信息并给予组织和个人足够的参与空间的前提下，制定政策、法规或运用建议、鼓励、劝告等方式，引导组织和个人采取合作的行动，从而实现行政目的。它适应了网络化治理中政府治理工具从"硬规制"向"软规制"转移的态势。

（3）利益驱动机制。

利益驱动机制被认为是网络化治理的核心动力源。该机制常通过治理中心平台对利益相关者的利益进行整合和协调，并以个性化利益的表达形式为主线，从而形成复杂但统一的利益动力机制与传递系统，形成社会化的整体利益链条，推动各参与主体对社会的公共治理。

利益引导、利益表达、利益制约、利益协调、利益共享（责任共担）等子机制构成利益驱动机制的显在结构。①利益引导机制是在充分考量各利益相关主体的需求、力量的悬殊情况的基础上建立的，旨在引导各主体在公共利益上达成共识，以期能在充分实现个体利益和群体利益的同时，促进治理主体自觉维护公共利益；②利益表达机制赋予主体畅所欲言的权力，通过多元化的利益诉求渠道表达、协商或申诉自身的利益诉求，找到各自最佳的利益结合点，化解矛盾，促进协同共治；③利益制约机制是制度和道德规范相结合的权力制约机制，旨在平衡利益相关者的责权利关系，常用的制约机制有信息公开机制、自律机制、社会/舆论监督机制等；④利益协调机制旨在缓解利益主体的矛盾，并使之获利，最终确保社会公共利益的实现，疏导和调控是实践证明最有效的协调方式；⑤利益共享机制的目的是使社会共同利益惠及各方，主要包括职能部门之间的联动工作机制和多元治理主体的利益共享机制。

（4）责任监督机制。

鉴于网络化治理的行动责任具有共担性，在实践中需要制定一系列的责任监督机制予以保障，"制度约束"的"硬规制"和"伦理要求"的"软规制"联合作用，确保治理网络的有效运行和促进公共利益的实现，这也是网络化治理中任务最艰巨的部分。特别强调的是，在"硬规制"中应包括建立和完善针对网络各主体的问责机制、监督和考核公共治理的绩效、建立和落实退出机制等。①问责机制规定了治理目标、所有参与主体需明确并履行的职责以及需承担的相应法律和道德责任等。②监督和绩效考核机制主要用于对各主体参与公共管理的效果进行过程和结果评价，激励参与主体规范自身行为，注重绩效目标的行为导向作用，也为后续政府是否继续与各主体合作提供参考。该机制需要科学、可行、便于操作的绩效评价指标体系作为依据。③当考核结果不达标或违反了相应的规定时，退出机制则规定政府或网络中管理机构有权对参与主体采取一定的惩罚措施，甚至终止与其的合作关系。

（5）资源整合机制。

资源整合机制是依据公共价值需求，有机整合多元主体所拥有的人、财、物、技术、信息等资源的机制。例如，在网络开展创新活动时，资源整合机制通过重组主体之间的关系序列和资源，使网络迅速组成团队应对创新活动。该机制的本质在于通过资源整合提升公共事务的治理效能，增加政府治理的社会资源总量。这里的"整合"既包括纵向整合（不同层级的主体间），也包括横向整合（同层级的主体间）。①纵向整合旨在利用各级政府的行政力量，吸收并整合多元主体参与公共事务的治理，将各主体融入严密的运行体制中。②横向整合则是在各类主体利益多元化的背景下，实现多元主体之间的各类资源整合，从而精准地满足公众对公共服务/产品的个性化需求。

（6）科技赋能机制。

根据赋能理论，目前赋能主要涉及两大维度：一是授权赋能，关注对组织行为和人力资源的赋能（包括结构赋能、心理赋能和领导赋能等）；二是技术赋能，聚焦以数字信息等新技术为依托的赋能（包括封闭式技术赋能和开放式技术赋能）。科技赋能中的"科技"主要指移动互联网、大数据、云计算、区块链、人工智能等数字技术。科技赋能机制可起到优化信息平台、增强执行力、提升治理效果、维护安全稳定等作用。当然，同时也要防控新技术带来的社会问题。

在网络化治理中，科技赋能机制至少应包括封闭式技术赋能机制和开放式技术赋能机制。前者主要是在网络内部建立信息化机制，以提高各参与主体的协同效率、提升网络的核心竞争力；后者主要是在网络间建立信息化技术创新机制，通过跨领域合作，整合网络内外的资源，促进网络内外不同主体实现共生与共赢的目标。

（五）网络化治理的优势和困境

1. 网络化治理的优势

在理论研究和实际应用过程中，网络化治理彰显了其理论创新的发展趋势及鲜明的实践价值。第一，网络化治理具有灵活性、回应性和整合性等特征，使其成为解决传统科层制治理的"无效性"问题和新公共管理"碎片化"问题的新选择，促进了治理主体之间的优势整合与缺陷弥补，有助于系统性地满足公众对公共服务/产品个性化的需求，为公众提供更有效、高质量的服务/产品。第二，网络化治理借助网络主体的创新精神，合作治理，共同促进公共价值的拓展，使公共价值从"满足维护需要"向"满足发展需要"再向"满足创造需要"演进。第三，从经济学视角讲，网络化治理理念中的"权力共享、责任共担"，可以有效减少"搭便车"的现象。而从工具主义、互动主义、制度主义等取向上看，网络化治理在处理跨界问题、棘手问题及其他社会治理问题上存在理论优势。第四，网络化治理恢复了"人"的因素在公共治理中的核心地位和作用。该理论试图通过实现"制度""组织""人"三因素的有机融合，构建体现现代民主行政本质特征的，在"价值"维度上实现"良心"、在"工具"维度上实现"良制"、在"主体"维度上实现"良治"的一体化治理范式。

2. 网络化治理的困境

首先，网络化治理常面临多元主体之间价值理念的冲突问题。作为一种社会意识，价值理念受社会环境、历史文化等多维因素的影响，且具有相对的稳定性。在网络化治理中，治理目标的达成是多元主体在相对开放的社会结构中不断交流和互动的结果，治理过程充满着利益冲突与合作的特质。在此过程中，价值理念容易被多元价值理念冲击（例如，传统与现代价值理念之间、主流与大众价值理念之间以及本土与外来价值理念之间的冲突等）而表现出"碎片化"的趋势。

其次，网络化治理容易出现多元主体之间协调困难的问题。在网络化治理中，各网络主体试图通过平等的合作伙伴关系，协同治理社会公共事务，以实现彼此利益的最大化。但在实践中，由于网络主体的多元化、网络结构的复杂化、竞争机制等因素，网络主体间的权力分布并非总是平等的，也很难在利益协调上完全达成共识，实现目标一致性的难度较大，一些利益集团甚至为使自身利益最大化而采取不利于公共治理的行为。在这种情况下，作为网络主体互动基础的"信任机制"将很难建立起来，从而影响网络化治理的顺利进行和可持续发展。

再次，网络化治理的客体复杂，治理难度大。随着社会的发展，网络化治理的公共问题往往趋于复杂化，甚至会出现许多具有不确定性的、复杂的棘手问题。现有的机制、系统常难以应对突如其来的棘手问题，从而容易导致公共治理系统瘫痪。

最后，就环境因素而言，目前仍存在社会信用体系不健全、社会协同困难、利益分散化、传统组织制约、缺乏有效的问责体系、理论自身存在效率性和参与性的矛盾冲突以及内外部合法性张力、灵活性与稳定性冲突的自反性困境，导致网络化治理易出现失灵的情况。

（六）网络化治理理论的应用

在中国知网数据库中，以"网络化治理"为检索词，检索 2004 年 1 月至 2022 年 1 月的期刊及硕博士论文共计 528 篇，应用 Cite Space V.5.8.R3 软件对上述论文进行文献可视化定量分析，形成网络化治理研究前沿、热点问题的聚类和突现知识图谱。

1. 国内网络化治理的前沿及热点问题

关键词聚类图谱主要展现的是网络化治理研究领域形成的知识聚类、聚类之间的联系以及随时间的演变。聚类的颜色从蓝色冷色调到红色暖色调的变化表示时间从早期到近期的变化。标签词用于表征对应一定知识基础的研究前沿。近年来，学者逐渐将网络化治理的研究视角引入"城市社区""社区治理""公共服务""合作治理""公共治理""协同政府""网络化""社会治理""政府"等关键词所涉及的研究领域。

关键词聚类图谱展现的是关键词在某一时段被引频次的突增或突减，主要反映研究热点在某关节点的转向，以及预示某研究的发展趋势（图 1-2）。其关键指标突显率的值越高，意味着对应的关键词在文献中出现的频次变化幅度越大。从图 1-2 可以看出，2004—2022 年，网络化治理领域突变率排名前四位的关键词分别为"食品安全""多元主体""网络化"和"社区治理"。在该领域中，2015—2018 年关键词为"网络化"的文献、2016—2017 年关键词为"食品安全"的文献、2017—2020 年关键词为"社区治理"的文献、2019—2020 年关键词为"多元主体"的文献，在学界受到了格外关注，成为相应时间区间的网络化治理领域研究前沿和热点问题。

Keywords	Year	Strength	Begin	End	2004—2022年
网络化	2004	3.78	2015	2018	▃▃▃▃▃▃▃▃▃▃▃▃▃▃▃▃████▃▃▃
食品安全	2004	4.21	2016	2017	▃▃▃▃▃▃▃▃▃▃▃▃▃▃▃▃▃████▃▃▃▃
社区治理	2004	3.1	2017	2020	▃▃▃▃▃▃▃▃▃▃▃▃▃▃▃▃▃▃████▃▃
多元主体	2004	3.83	2019	2020	▃▃▃▃▃▃▃▃▃▃▃▃▃▃▃▃▃▃▃▃████

图1-2　网络化治理领域突变率排名前四位的关键词（2004—2022年）

2. 国内外网络化治理理论在卫生领域的应用

网络化治理理论已经应用于英国、澳大利亚、美国、伊朗和刚果等国的卫生体系治理实践中。基于网络化治理理论，英国实施老年人保健体系重组、公共服务质量提升、多元主体参与机制构建、复合治理手段实施及动态调整等一系列改革，提升了老年人医疗卫生服务质量和公平性。澳大利亚新州政府基于网络化治理理论制定区域卫生规划。澳大利亚维州政府利用网络化治理理论，结合实际制定规制策略和工具，均取得显著成效。早在20世纪90年代，网络化治理理念即被应用于美国华盛顿医疗卫生体系改革，并取得了一定的成效。在刚果，虽然实践中还面临着议程分散和相互竞争的伙伴互动等问题，但南基伍的卫生领域中政府部门和非政府部门行为者正积极合作，依赖伙伴关系进行网络化治理。政府仍通过提供监管框架发挥着治理的决定性作用，非政府部门行为者的参与有助于主体间的互动，提高机构能力。在伊朗，网络化治理理论成为卫生系统中穷人财政支持体系建设的基本模式。

网络化治理理论也被应用于具体的健康问题。2008年，美国开展的综合学校体力活动计划中，应用网络化治理理念，围绕儿童青少年的生活场景，通过学校主导，家庭和社区协同参与，共同建立适合儿童青少年群体参与体力活动的生态环境，从而促进体力活动融入儿童青少年的日常生活中。加拿大的一项研究表明，在当地常见的三种心理健康网络化治理模式（公司结构、互动协调及联盟治理模式）中，公司结构模式为实现组织间协作提供了最直接的手段；而联盟治理模式欲实现组织间协作，需具备三个条件（数量适中的参与组织、组织间相互信任并在治理目标上达成共识、联盟成员具有较强的网络治理能力），当条件不具备时，则需要各级政府进行外部协调。加拿大的另一项针对癌症患者参与决策的网络化治理实践研究中，值得推广的治理机制包括"以患者为中心"的护理作为治理目标，"灵活性、时间和支持"，注重患者参与为决策带来的独特见解，以"促进患者参与决策"和"提高患者参与质量"。

国内学者已将网络化治理理论应用于健康管理、传染病防控、妇幼保健、心理健康、医患关系、养老服务、食品安全管理、职业病防治体系及环境卫生治理等健康相关研究领域。新型冠状病毒感染疫情期间，我国学者从理论上论证了在突发公共卫生事件治理方面，实现网络化治理的优势，也从实际出发探讨了突发公共卫生事件的网络化治理所面临的挑战，并从治理主体、治理结构、治理机制和治理过程四个维度，构建了我国突发公共卫生事件网络化治理体系的理论框架。但较少查询到该理论应用于慢性病管理体系的研究报道。值得一提的是，由本研究全程资助、参与和指导的重庆医科大学硕士研究生刘丽的毕业论文①，尝试基于网络化治理的视角，应用德尔菲法，初步构建成都市慢性病分级管理评价指标体系，为课题后续的深入研究奠定了基础。

二、慢性病概况

（一）慢性病的概念、类型及自然史

1. 慢性病的概念

根据我国国家卫生服务总调查的口径，判断患慢性病的依据为"调查前半年内有无如下任何一种情况发生：①调查前半年内，患有经医生明确诊断的各类慢性病，包括传染性疾病（如结核病、HIV/AIDS等）和慢性非传染性疾病（如冠心病、高血压等）；②半年前经医生诊断患有慢性病，并在调查前的半年内时有发作，且采取了治疗措施或持续治疗以控制慢性病的发作等"。

依据临床表现，慢性病可分为以下几种类型：①传染性疾病，如结核病等；②心脑血管疾病，如高血压、冠心病、脑卒中及血脂异常等；③代谢性疾病，如肥胖、糖尿病、痛风等；④恶病质慢性病，如肝癌、胃癌、肺癌及食管癌等；⑤其他慢性病，如精神类疾病、口腔类疾病等。

2. 慢性病的类型

学界所研究的"慢性病"常指慢性非传染性疾病（Noninfectious Chronic Disease，NCD），即一类起病隐匿、病程长且迁延不愈、病因复杂的疾病总称，主要是那些发病率、致残率、死亡率较高和医疗费用昂贵，并有明确预防措施的疾病。本研究所探讨的"慢性病"主要指慢性非传染性疾病。但作为重要的补充，本课题在结题时所提交的系列论文中，也涉及慢性传染性疾病分级管理体系的相关研究内容。

3. 慢性病的自然史

在不给予任何治疗或干预措施的情况下，慢性病从发生、发展到结局的整个过程称为慢性病的自然史。具体而言，它包括6个阶段：①无危险因素阶段，人们的行为、生活方式以及社会生活环境中尚未出现危险因素，此阶段的预防控制措施主要是保持健康的行为和生活方式以及良好的生产生活环境。健

---

① 刘丽. 成都市慢性病分级管理评价指标体系构建研究［D］. 重庆：重庆医科大学，2019.

康教育有助于居民识别和防范可能的危险因素。②出现危险因素阶段，随着环境的改变和年龄的增长，人们的生产生活环境出现危险因素，但由于程度轻微或作用时间短暂，危险因素并没有对人体产生明显的危害或对人体的危害作用还不易检出。进行行为和生活方式调查或环境监测，有助于发现危险因素。③致病因素存在阶段，随着危险因素作用时间的延长和数量的增加，危险因素转变为致病因素，疾病虽尚不足以形成，但对人体的危害作用已逐渐显现。此时如果及时采取干预措施，停止危险因素的作用，可以阻止慢性病的发生。④症状出现阶段，此阶段慢性病已经形成，症状开始出现，组织器官发生可逆的形态功能损害，用各种检查手段能够发现人体的异常变化。此阶段有效的预防策略是在正常或高危人群中采用筛查手段发现患者，通过早期发现患者、早期诊断和治疗，阻止疾病的继续发展，使病程逆转，恢复健康。⑤症状和体征出现阶段，症状和体征可能同时出现或程度不一地先后出现。此阶段患者能够明显感觉机体出现形态及功能障碍而主动就医。此时即使停止危险因素的作用，病程也不可逆转，但采取治疗措施可改善症状和体征、延缓伤残或减少劳动力的丧失。⑥劳动力丧失阶段，疾病自然进程，此阶段的主要措施是康复治疗。

可见，在早期，积极发现慢性病的危险因素，并采取有针对性的干预措施（如提升健康促进行为的发生率），对慢性病防控意义重大。

（二）慢性病的流行状况

1. 世界范围内慢性病流行状况

目前，慢性病是全球人口的主要死亡原因。2012 年，全世界死亡人口5600 万人，其中 68％死于慢性病。2016 年，全球死亡人口的 71％（4100 万人）归因于非传染性疾病。其中，心脑血管疾病（死亡 1790 万人）、恶性肿瘤（即癌症，死亡 900 万人）、慢性呼吸系统疾病（死亡 380 万人）及糖尿病（死亡 160 万人）四种疾病造成的死亡占全球所有非传染性疾病死亡的 82％。正因如此，世界卫生组织（World Health Organization，WHO）特别选出上述四种慢性病作为重点监测目标。

通过表 1－1 所提供的 WHO 重点监测数据，我们可以从多个维度看到慢性病的流行态势。全球 18 岁以上人群高血压的年龄标准化患病率达到 22.1％（2015 年），5～19 岁儿童青少年肥胖患病率达到 6.8％（2016 年），18 岁以上成年人肥胖年龄标准化患病率达到 13.1％（2016 年）。此外，世界范围内，因家庭和环境空气污染导致的年龄标准化死亡率达到 114.1/10 万（2016 年）。

表1-1 世界卫生组织重点监测的慢性病相关指标[①]

区域	30～70岁死于心血管疾病、恶性肿瘤、糖尿病、慢性呼吸系统疾病的可能性（％）（2019年）	18岁以上人群高血压的年龄标准化患病率（％）（2015年）	15岁及以上人口吸烟的年龄标准化流行率（％）（2018年）	5～19岁儿童青少年肥胖患病率（％）（2016年）	18岁以上成年人肥胖年龄标准化患病率（％）（2016年）	因家庭和环境空气污染导致的年龄标准化死亡率（1/10万）（2016年）
非洲区域	20.8	27.4	12.7	2.8	10.6	180.9
美洲区域	14.0	17.6	18.6	14.4	28.6	29.7
东南亚区域	21.6	25.1	29.1	3.0	4.7	165.8
欧洲区域	16.3	23.3	26.3	8.6	23.3	36.3
东地中海区域	24.5	26.3	19.3	8.2	20.8	125.0
西太平洋区域	15.6	19.2	26.3	9.8	6.4	102.8
全球	17.8	22.2	23.6	6.8	13.1	114.1

如前所述，全球人口面临着较为严峻的慢性病挑战。与此同时，世界范围内慢性病相关的健康公平性问题也是普遍存在的。第一，不同年龄的人口，其慢性病的患病或死亡存在较大差异。例如，因四种主要慢性病（心脑血管疾病、恶性肿瘤、糖尿病、慢性呼吸系统疾病）中的一种而死亡的人群中，超过40％的人死亡年龄低于70岁。第二，慢性病患病或死亡往往存在性别的不公平现象。2016年，30～70岁男性因上述四种主要慢性病中的一种死亡的概率为17.8％，而女性为12.6％。第三，不同国家之间，与慢性病相关的健康公平性问题也是显而易见的。例如，世界银行国家收入组分列的数据显示，2015年，低收入国家的高血压患病率最高（28.4％），高收入国家的高血压患病率最低（17.7％）。在高收入国家，糖尿病和慢性呼吸系统疾病导致的早死率在2000—2010年有所下降，但在2010—2016年有所上升。而在中等偏低收入国家，糖尿病导致的早死率在这两个时期均呈上升态势。第四，不同区域之间，慢性病带来的寿命损失也存在差异。如图1-3所示，世界范围内，就"30～70岁人口死于四种主要慢性病的可能性（％）"指标而言，东地中海区域、东南亚区域和非洲区域明显高于美洲区域、欧洲区域和西太平洋区域；2015年，全球范围内因慢性病导致的年龄标准化死亡率指标，在不同区域间差异明显。

[①] 数据来源：2020年、2021年的世界卫生统计年报。

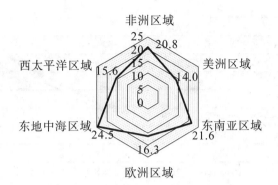

30～70岁人口死于四种主要慢性病（心脑血管疾病、恶性肿瘤、糖尿病、慢性呼吸系统疾病）的可能性（％）

图1－3 全球30～70岁人口死于四种主要慢性病的可能性（％）雷达图

2. 我国慢性病流行状况

随着社会经济的发展，我国人口的健康状况持续改善，预期寿命逐渐提升。《2019年我国卫生健康事业发展统计公报》的数据显示，我国居民人均预期寿命已由1990年的67.0岁提高到2019年的77.3岁。其中，男性由65.0岁增至74.5岁，女性由69.2岁增至79.9岁。在健康状况改善的同时，我国人口的疾病与死因结构也发生了显著变化。与其他发达国家相似，影响我国人口健康的因素已由以传染病和营养不良为主逐步转变为以慢性病为主。

中华人民共和国国家卫生健康委员会公布的第六次国家卫生服务调查结果显示，2018年，我国15岁及以上人口慢性病患病率（该指标指每百名被调查者中慢性病患病的人数或例数）为34.3％（按人数计算）。男性（33.6％）略低于女性（34.9％）。随着年龄的增长，患病率明显增加。我国中部地区人口慢性病患病率高于西部地区和东部地区人口，且中部地区该指标的城乡差距较大，农村人口慢性病患病率高于城市人口。1993—2018年的数据显示，我国城乡人口慢性病患病率呈上升趋势，2013—2018年上升幅度尤为快速，农村人口该指标的上升幅度大于城市人口（图1－4）。

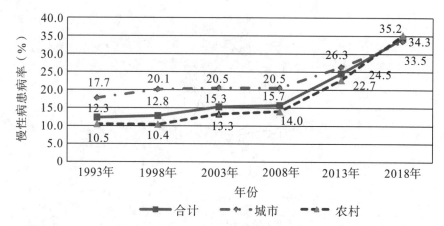

图1－4　1993—2018年我国15岁及以上被调查人口慢性病患病率（％）①

按系统类别分析，2018年，我国慢性病患病率位居前五位的疾病分别为循环系统疾病，内分泌、营养和代谢疾病，肌肉骨骼和结缔组织疾病，消化系统疾病以及呼吸系统疾病。与2013年相比，上述疾病的患病率均有不同程度的增加（图1－5）。

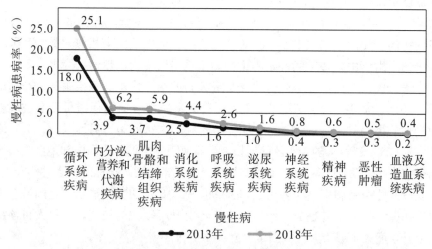

图1－5　2013年和2018年我国15岁及以上被调查人口
前十位疾病系统别慢性病患病率（％）②

按疾病类别分析，2018年，我国慢性病患病率位居前五位的疾病分别为高血压、糖尿病、椎间盘疾病、脑血管疾病以及慢性胃肠炎（图1－6）。

---

① 原始数据来源于第六次国家卫生服务调查报告第35页。
② 原始数据来源于第六次国家卫生服务调查报告第38页。

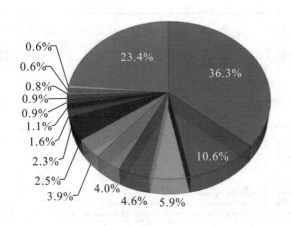

图1—6　2018年我国15岁及以上被调查人口疾病别慢性病患病构成比（％）[①]

（三）我国慢性病的疾病负担

慢性病带来的疾病负担（Burden of Disease，BOD）是不容忽视的。它不仅损害个人的身心健康，加大家庭的经济负担，还会加重社会的经济负担。疾病负担不仅是指疾病对健康、经济和资源造成的损失，以及疾病对生理、心理和社会的危害，还指死亡、失能或康复等疾病结局造成的影响。

1. 健康及寿命损失

健康及寿命损失属于"疾病的流行病学负担"的研究范畴。常用的指标包括发病率、患病率、死亡率、健康相关生命质量（Health Related Quality of Life，HR-QOL）、潜在减寿年数（Potential Year of Life Lost，PYLL）、伤残调整寿命年（Disability Adjusted Life Years，DALY）、质量调整生命年（Quality Adjusted Life Years，QALY）、伤残调整期望寿命（Disability Adjusted Life Expectancy，DALE）等。本部分主要应用死亡率和DALY两个指标对慢性病的健康及寿命损失进行论述。

《中国死因监测数据集2018》的数据显示，2018年，我国全人口死亡率达到669.42/10万。其中，慢性病导致的人口死亡率为591.6/10万，占全死因的88.4％。我国慢性病死亡占总死亡构成从1990—1992年的76.5％，上升到2004—2005年的82.5％，再到2010年的85.2％，2018年达到88.4％，上升了11.9％。值得一提的是，中国人口中仅心脏病、脑血管疾病、恶性肿瘤和慢性呼吸系统疾病导致死亡的比例就高于80％（2020年）。

---

① 原始数据来源于第六次国家卫生服务调查报告第38页。

在城市，位居人口死因顺位第一位的是恶性肿瘤，其次是心脏病，第三位是脑血管疾病，第四位是呼吸系统疾病（2020 年）。在农村，人口死因顺位前四位分别是心脏病、脑血管疾病、恶性肿瘤和呼吸系统疾病（2020 年）（图 1－7、图 1－8）。

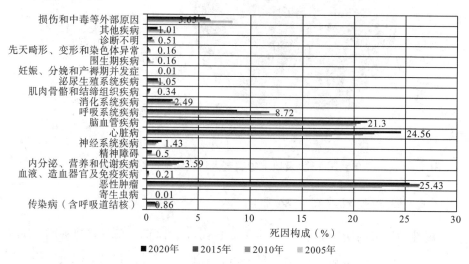

图 1－7 我国城市居民主要疾病死因构成

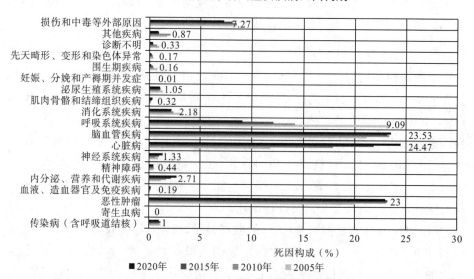

图 1－8 我国农村居民主要疾病死因构成

DALY 是 WHO 衡量疾病负担最常用的测量指标。该指标为伤残损失寿命年（YLD）与过早死亡损失寿命年（YLL）之和，它综合了死亡和非致死伤残的信息，能够全面反映人群健康状况。

总体而言，我国全因 DALY 达 37148.5 万人年，其中慢性病导致的 DALY

达 30700 万人年，所占比例高达 82.75％（2017 年）。如果在中国人的寿命表中扣除慢性病因素，人口平均寿命可增加约 13.2 岁。这些可导致"过早死亡"和"寿命损失"的慢性病已成为影响中国人口的主要健康问题。

《全球疾病负担报告》（GBD）2016 年报道的我国 DALY 前十位的疾病[①]中，导致 DALY 最多的五种慢性病分别为脑血管疾病（占总 DALY 的 12.0％）、缺血性心脏病（占总 DALY 的 8.1％）、慢性阻塞性肺疾病（Chronic Obstructive Pulmonary Disease，COPD）（占总 DALY 的 5.5％）、肺癌（占总 DALY 数的 4.1％）和肝癌。中国人口慢性病疾病负担日益沉重。

就 DALY 的结构而言：①疾病别 YLL，2017 年，我国人口全因 YLL 达到 21899.4 万人年。其中，导致 YLL 最多的五种疾病分别为脑血管疾病（占 17.0％）、缺血性心脏病（占 13.3％）、肺癌（占 6.9％）、COPD（占 6.1％）和肝癌（占 5.0％），均为慢性病。此外，高血压性心脏病、阿尔茨海默病等慢性病的 YLL 增幅较大，应高度重视。②疾病别 YLD，2017 年，我国人口全因 YLD 达到 15249.1 万人年。其中，导致 YLD 最多的五种疾病分别为颈部痛（占 5.7％）、抑郁（占 5.6％）、其他原因听力损失（占 5.3％）、下背痛（占 4.7％）及脑血管疾病（占 4.7％），多数为慢性病。且脑血管疾病、COPD、其他原因听力损失的 YLD 增幅较大，值得关注。

可见，慢性病（尤其是重大慢性病）已成为导致我国人口健康寿命年损失的主要原因，严重影响期望寿命的增长。与此同时，还有许多慢性病虽然是非致死性疾病，但长期的治疗也给患者、家庭和社会造成沉重的经济负担，且可以造成较大程度的健康寿命年损失，其危害不容小觑。

2. 疾病经济负担

在我国，慢性病的疾病经济负担是造成人民群众"因病致贫"的重要原因。疾病经济负担是从经济学的角度进行测量，又称为疾病成本，也有学者形象地称之为"经济毒性"，通常用货币衡量。它是指由发病、伤残、失能、早死给患者、家庭和社会带来的经济损失，以及为防治疾病而消耗的经济资源。根据疾病对社会和人群的影响，疾病经济负担可以分为直接经济负担、间接经济负担和无形经济负担三大类。

有研究显示，我国慢性病的经济负担沉重且增长速度较快。2013 年，我国慢性病的总的直接经济负担占到全年 GDP 的 2％左右。就住院而言，全国四种主要慢性病（恶性肿瘤、心脑血管疾病、慢性呼吸系统疾病和糖尿病）患者自付住院直接经济负担中，恶性肿瘤和心脑血管疾病的贡献率最高，均超过 38％。

[①]　前十位的疾病包括脑血管疾病、缺血性心脏病、下背/后背痛、道路伤害、慢性阻塞性肺疾病（Chronic Obstructive Pulmonary Disease，COPD）、感官器官疾病、肺癌、肝癌、皮肤病、抑郁。

仅就心脑血管疾病而言，2012—2016 年，其治疗费用就以年均 11％的增长速度递增。以下分别就近年来我国高血压、糖尿病、冠心病、脑血管疾病、慢性肾脏疾病、阿尔茨海默病、恶性肿瘤、COPD、精神疾病等的经济负担做简要阐述。

（1）高血压（Hypertension）的经济负担。

高血压是许多心脑血管疾病的危险因素、重要病因和死亡原因。它以血压升高为主要临床表现，通过影响重要器官结构和功能（如心、脑、肾等），最终导致功能衰竭。我国原发性高血压患者的经济负担沉重，且以直接经济负担为主。2003 年，我国人口因高血压造成的经济损失约占当年卫生总费用的6％，35～74 岁人群单纯高血压的直接经济负担超过 200 亿元。近年来，高血压直接经济负担呈上升趋势，仅 1998—2008 年，我国 65 岁及以上老年人高血压的直接经济负担就增长了约 10 倍。此外，作为冠心病和脑卒中的主要致病因素，高血压导致冠心病和脑卒中的直接经济负担占两种疾病直接经济负担的近 50％。可见，高血压防控不仅是降低冠心病、脑卒中发病率的重要途径，也是减少两种疾病经济负担的关键。

（2）糖尿病（Diabetes Mellitus，DM）的经济负担。

在我国，糖尿病给个人和社会带来了沉重的经济负担。2007 年，我国糖尿病的直接医疗费用就已达到卫生总费用的 18％，远高于国际水平。根据世界经济论坛组织公布的《全球风险评估报告》，糖尿病至少造成中国经济发展速度减缓 6％。该病对人体的危害主要是并发症，其可遍及全身各重要器官的慢性并发症（如动脉粥样硬化性心脑血管疾病、外周血管疾病、糖尿病肾病、眼部病变、神经病变等）对患者的健康和生命构成了严重的威胁，是致死和致残的重要原因，其治疗费用也远远超过糖尿病本身的治疗费用。研究表明，80％以上的糖尿病治疗相关费用被用来治疗糖尿病的并发症，且治疗费用随并发症种数的增加而成倍数增长。例如，2 型糖尿病合并微血管病变、大血管病变及同时合并上述两种并发症者的年直接医疗费用分别达到无并发症患者的 3倍、4 倍甚至 10 倍。此外，糖尿病对生产力和经济增长的负面影响也是不容乐观的。

（3）冠心病（Coronary Heart Disease，CHD）的经济负担。

冠心病全称为冠状动脉性心脏病，包括因冠状动脉粥样硬化使血管腔阻塞，导致心肌缺血、缺氧或坏死而引起的心脏病。该病的疾病经济负担较重。2012 年的一项调查显示，最近一年冠心病患者直接经济负担的算数平均数约为 1 万元，中位数达 0.9 万元，几乎占一般家庭年平均收入的三四成。2016年，我国居民冠心病的治疗费用高达 1400 亿元，位居所有心脑血管疾病治疗费用之首。

（4）脑血管疾病（Cerebrovascular Disease，CVD）的经济负担。

脑血管疾病是指由各种因素导致的脑血管病变引起的脑功能障碍。多数患者有高血压、糖尿病、心脏病或高脂血症病史。国家卫生健康委员会卫生发展研究中心开展的我国脑血管疾病治疗费用测算结果显示，2012—2016年，全国居民脑血管疾病的治疗费用较高且增速较快。其中，花费最多的为脑梗死（从470亿元增长到881亿元），其次是脑出血（从208亿元增长到368亿元）。另外，我国脑血管疾病的治疗费用主要集中在老年人群，且住院费用占比最大。

（5）慢性肾脏疾病（Chronic Kidney Disease，CKD）的经济负担。

在我国，由于慢性肾小球疾病、糖尿病、高血压等的患病率高，关联性疾病慢性肾脏疾病的发病呈逐渐上升趋势，慢性肾脏疾病易合并心脑血管疾病导致较高的病死率和致残率。当患者发展到终末期肾病（End Stage Renal Disease，ESRD）阶段时，常需要进行肾脏替代治疗（Renal Replacement Therapy，RRT），包括腹膜透析、血液透析和肾移植在内的RRT治疗费用巨大，常给患者家庭带来灾难性的经济负担。2015年，研究人员在我国六省41家医院，对6008例ESRD的血液透析和腹膜透析患者进行了经济负担的测算，结果显示，血液透析和腹膜透析患者每年的人均直接经济负担达到7万元~10万元，间接经济负担甚至高达60余万元。

（6）阿尔茨海默病的经济负担。

作为一种常见的脑变性疾病，阿尔茨海默病的经济负担因"患者病情级别""患者职业类别""患者走失次数""照料者是否已退休""照料者月收入""照料者与患者的关系""照料者年龄段"等因素的不同而有所不同。但总体而言，该病的经济负担较重，尤其是无形经济负担。

（7）恶性肿瘤的经济负担。

肿瘤是在致癌因素和促癌因素的长期刺激作用下，机体已经发育成熟或正在发育的正常组织细胞发生基因突变，导致过度增生或异常分化而形成的机体新生物，有良性肿瘤和恶性肿瘤之分。肿瘤一旦形成，不因病因消除而停止生长，其生长不受机体正常生理调节，且对正常组织器官产生破坏作用，恶性肿瘤尤为明显。恶性肿瘤生长迅速，呈浸润性，易出血、坏死、溃疡，常有远处转移，使人消瘦、贫血、发热等，并导致严重的器官功能受损，最终导致死亡。我国恶性肿瘤的高经济负担主要产生于住院患者。2015年，学者胡广宇对北京地区的六种恶性肿瘤（肺癌、肝癌、乳腺癌、大肠癌、胃癌和食管癌）患者住院医疗费用进行了研究，结果显示，六种恶性肿瘤患者的次均住院费用在2万元~5万元，且该次住院自付费用成为家庭灾难性卫生支出的总体发生率达60%。

（8）慢性阻塞性肺疾病（Chronic Obstructive Pulmonary Disease，COPD）的经济负担。

COPD是一种常见的、以持续气流受限为特征的可防可治的疾病，气流受限进行性发展与气道和肺组织对烟草、烟雾等有害气体或有害颗粒的慢性炎性反应增强有关。当慢性支气管炎和肺气肿患者的肺功能检查出现持续气流受限时（吸入支气管舒张剂后，FEV1/FVC<70%），可诊断为COPD。COPD的经济负担主要受病情轻重的影响（病情重者的年住院率是轻者的4倍，年均药费支出较轻者多0.1万元），住院和急性加重是其医疗费用增加的主要原因，尤其是急性加重是患者入院和再入院的重要因素，也是该病经济负担居高不下的主要原因。COPD患者每年发生0.5～3.5次急性加重，人均住院费用超过1.1万元/次。

（9）精神疾病的经济负担。

并非所有对人群有重要影响的慢性病都会产生显而易见的、较重的经济负担，如抑郁。理论上，高患病率的抑郁似乎应在人群中产生较高的医疗费用支出，但赵晨杰的一项研究表明，抑郁并没有造成老年人医疗自付费用（门诊和自我用药）的显著增长。这主要与老年人抑郁的知晓率和就诊率低有关。实际上，抑郁人群罹患其他慢性躯体疾病的可能性更高，存在"共病"情况，医疗费用随之上涨。加之，抑郁降低了该群体慢性病治疗的依从性，影响病情控制，从而增加直接经济负担。另外，抑郁对患者和家庭成员的间接经济负担影响显著。

（四）慢性病流行的危险因素

导致慢性病的根本原因很复杂，包括生物学特征及遗传倾向、心理及行为危险因素、环境危险因素和医疗卫生服务的可得性等。慢性病的各种危险因素之间以及危险因素与慢性病之间的内在关系往往是"一因多果、一果多因、多因多果、互为因果"（图1-9）。

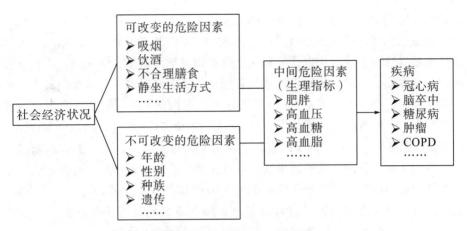

图 1—9　常见慢性病及其共同危险因素之间的内在关系

1. 生物学特征及遗传倾向

人体的生物学特征是健康的基本决定因素，遗传倾向影响不同个体的健康和疾病状况。该因素对人类许多疾病的发生、发展及分布具有决定性影响，如糖尿病、某些肿瘤、心脑血管疾病等都有遗传倾向。研究表明，肥胖、血脂异常、高血压、糖尿病、冠心病、脑卒中和肿瘤均为多基因遗传病。个体携带的致病基因越多，其患某种慢性病的概率就越大。具有慢性病家族遗传背景的个体，其患慢性病的可能性大于没有遗传背景者。不同慢性病的遗传性不同。家族的患病者与个体的关系越密切，患病者发病的时间越早、病情越严重，家族中发病人数越多，说明该病的遗传性越强。

2. 心理及行为危险因素

心理危险因素以情绪为中介变量影响人的神经、内分泌和免疫调节平衡，进而导致健康损害和疾病（例如，长期情绪压抑是所有肿瘤的重要危险因素）。此外，心理危险因素还通过影响人的行为和生活方式而危害健康。例如，A型行为模式（Type A Behavioral Pattern，TABP）者的核心行为表现为不耐烦和敌意，其冠心病发病率、复发率和病死率均显著高于非 A 型行为模式者。C 型行为模式（Type C Behavioral Pattern，TCBP）者的核心行为表现为情绪压抑、自我克制，可促进癌前病变恶化，与宫颈癌、胃癌、食管癌、结肠癌和恶性黑色素瘤等疾病的高发生率有关联，并易发生恶性肿瘤的转移。

行为危险因素又称为自创性危险因素，正如 WHO 所指出的，不健康的饮食（如果蔬摄入不足、高盐摄入、高脂肪摄入等）、不足的身体锻炼、有害使用酒精、吸烟、不足的睡眠等行为和生活方式往往是许多慢性病发生的主要危险因素。

第一，慢性病的发生与人们的膳食结构和进食方式密不可分。影响慢性病发病的主要膳食因素包括维生素、脂类和纤维素等。如长期高脂、高蛋白饮食的人群易患肥胖、高血压、糖尿病、心脏病、恶性肿瘤等慢性病。第二，身体活动不足或静坐生活方式也是导致人们慢性病（如高血压、糖尿病、心脑血管疾病、乳腺癌、结肠癌等）患病率显著增加的主要原因之一，且在造成人类死亡的危险因素中"名列前茅"，约占全球死亡归因的 6%。第三，作为一种成瘾性行为，长期吸烟及二手烟暴露是 20 余种主要慢性病（如脑卒中、心脏病、COPD、肺癌等）的首要危险因素，全球每年约有 400 万人死于由烟草制品引起的各类疾病。第四，长期过量饮酒与糖尿病、心脑血管疾病、肝脏疾病、多种恶性肿瘤和抑郁等 200 余种疾病的发生有密切关联。此外，其他生活方式，如睡眠行为对慢性病的影响也日益显现，睡眠质量与高血压等的关系极为密切，充足的睡眠可降低因年龄增长而带来的慢性病发生风险。

许多不良的行为和生活方式是可以采取措施干预的。研究表明，对危险因素采取有效的干预措施，可以使人群的健康期望寿命延长 5～10 年。

3. 环境危险因素

（1）自然环境危险因素。

自然环境危险因素包括以下三类：①生物因素。例如，慢性血吸虫感染、黄曲霉素、乙肝病毒（Hepatitis B Virus，HBV）与肝癌有密切的关系；人乳头瘤病毒（Human Papilloma Virus，HPV），尤其是高危型 HPV 与宫颈癌前病变和宫颈癌密切相关。②物理因素（如气温、气压等）。以高原性心脏病为例，平原地区正常人移居至高原低压、缺氧环境后，肺动脉持续高压、心肌细胞缺氧致右心室肥大，最终发展为心力衰竭；再如，极端气温情况下，慢性病的发病率或死亡率会显著上升。③化学因素（如空气、水、土壤中的各类物质）。例如，作为一种致残率和病死率极高的地方性心肌病，克山病与自然环境中的硒元素缺乏有关；而饮水型地方性砷中毒则与环境中砷元素的浓度过高有关；再如，空气污染是健康的主要环境危险因素。空气污染的综合影响每年造成约 700 万人死于脑卒中、心脏病、COPD、肺癌、急性呼吸道感染等疾病。

（2）社会环境危险因素。

在人口社会学因素中，一方面，人口结构的改变（如人口老龄化加剧）往往与慢性病的患病情况密切相关。2000—2019 年，我国人口老龄化急速加剧，60 岁及以上老年人占全人口的比重从 10.5%（2000 年）上升到 18.1%（2019 年），增幅达 72.4%。生理机能逐渐降低、健康危害行为长期积累以及人口老龄化加剧等因素的影响，使得老年人群成为罹患慢性病的主要人群。不仅如此，人口老龄化还促使慢性病对人群的危害呈现出患病率、共病患病率、致残率、病死率、疾病负担等指标均较高的特征。另一方面，人口的受教育程度与慢性病患病高度相关。一般而言，较低文化水平的人群，健康素养水平往往较低，健康意识薄弱，危害健康行为的发生率较高，进而可能提升慢性病患病风险，减少人群对医疗服务的利用，导致不理想的健康结局。

社会经济状况（Socio Economic Situation，SES）与人群健康是双向作用关系。仅就 SES 对健康的作用而言，SES 不仅对人群的健康具有直接影响，而且可通过生活方式等因素间接影响人群健康。第一，不同 SES 的地区之间，人群的疾病谱可能存在差异。我国东、中、西部地区以及城乡人口的疾病谱存在差异，且单独慢性病患病情况也不尽相同。第二，不同 SES 的人群之间，某些慢性病的患病风险可能存在差异。例如，学者李潇在云南省农村老年人群中开展的一项横断面研究显示，SES 越差的老年人，其罹患五种主要慢性病及共病的风险越高。李佳月回顾性地分析了中老年人群三种慢性病（心脏病、糖尿病和高血压）患病情况与其儿童时期家庭 SES 之间的关联，发现儿童时期家庭 SES 越好的人群，中老年期罹患糖尿病的风险越高，儿童时期家庭 SES 越差，则中老年期罹患心脏病的风险越高。学者苏蓉针对云南省四个少数民族人群的研究也表明，SES 较好的人群，糖尿病的患病率、治疗率、控制率等指标值均较高。第三，SES 越差的人群，其慢性病相关的健康促进行为发生率越低，这不利于慢性病的防控。

此外，信仰、传统习俗等社会文化因素以及社会支持网络（如健康保健制度、医疗卫生服务体系、人际支持及家庭支持）等也在一定程度上影响着社会群体中慢性病预防和控制，从而产生不同的健康结局。

4. 医疗卫生服务的可得性

作为一项重要的社会环境因素，医疗卫生服务涉及"维持和促进健康""预防疾病和损伤""治疗""康复"等服务内容，需要构建健全、高质量的医疗卫生服务体系，并实现卫生服务的公平可及。医疗卫生制度不完善、医疗卫生体系不健全、卫生资源配置不合理、重医疗轻预防等因素均可能影响慢性病的防控效果，从而危害人群的健康。

综上，慢性病造成的健康和寿命损失巨大、经济负担沉重。要降低慢性病的疾病负担，最根本的是需要制定、执行更有效的预防和控制慢性病的战略措施，降低各类慢性病的发病率、致残率和死亡率，减缓慢性病并发症的发生，从而减轻疾病负担。

三、慢性病管理概况

（一）慢性病管理的概念

慢性病管理是从事慢性病预防与治疗的人员对人群（包括一般人群、高危人群和慢性病患者）提供全面、主动、有效的管理，从而减少人群患病风险，或促使慢性病患者得到有效的治疗、康复，减少并发症的发生，降低慢性病的经济负担，提高生活质量的一种科学管理模式。

（二）慢性病分层管理与分级管理

1. 分层管理

慢性病分层管理从慢性病预防与控制管理的视角出发，将人群分为一般人群、高危人群和慢性病患者三类。针对三类人群，慢性病的预防与控制需做好三个环节的工作：①针对一般人群，应采取措施控制危险因素；②针对高危人群，要早发现、早诊断、早治疗；③针对慢性病患者，主要做好规范化管理工作（图1—10）。

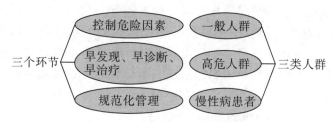

图1—10　慢性病管理的防治关键点

2. 分级管理

慢性病分级管理与分级诊疗密不可分，有广义和狭义之分。广义而言，慢性病分级管理指的是不同级别的医疗机构对慢性病进行系统的管理，如疾病预防控制中心、慢性病防治所、医院、社区卫生服务中心等医疗机构在慢性病管理中承担不同的任务，以期实现"基层首诊""急慢分治""上下联动""双向转诊"等分级诊疗目标。狭义而言，慢性病分级管理指的是按具体疾病的轻重程度、检查指标、需要的管理内容等，对患者进行分级，不同级别的患者给予不同的防控管理措施，如高血压、糖尿病、慢性肾脏疾病等疾病的分级管理。

本研究所涉及的慢性病分级管理可以认为是慢性病分层管理和广义分级管理的综合，慢性病的防控内容融入分级管理中。

（三）国内外慢性病管理

1. 国际慢性病管理

（1）战略目标。

WHO确定的慢性病预防与控制战略目标：建立全球性的预防和控制慢性病的公共卫生体系及方法，开展多种国际性预防活动，促进多数成员国家采取行动，将慢性病的预防与控制作为卫生工作的重点领域，发展综合防治措施和多部门参与的活动与计划，共同进行慢性病的预防与控制，改变全人群的健康状况。

（2）管理框架。

目前，学界主要有两个慢性病管理框架。第一个是慢性病照护模式（Chronic Care Model，CCM），该模式依赖于健全的医疗卫生体系和环境，在发达国家应用较为广泛；第二个是创新型慢性病管理框架（Innovation Care for Chronic Conditions Framework，ICCC），该框架是在 CCM 基础上改良而得，其灵活多变且适用性更强。

CCM：1998 年，Wagner 提出了 CCM，其核心是基于"以患者为中心"，保证"安全与质量""有效""及时"且"协调连续"的循证管理理念。在该理念下，CCM 关注"医疗服务提供系统支持""临床信息系统支持""决策系统支持""患者自我管理支持"四要素。该模式在欧美许多国家、多种疾病管理中得以应用，效果较好。但一些学者认为，在 CCM 中，社区资源和政策等因素未被充分定义，致使疾病预防和健康促进策略未被明确纳入。

2002 年，巴尔等在原有 CCM 的基础上，将人群健康和健康促进的理念融入其中，形成了 CCM 扩展版。在 CCM 扩展版中，慢性病管理上升到了公共卫生层面，并考虑社会经济等诸多健康决定因素对人群健康的影响，通过建立政策支持性环境，动员社区和医疗卫生机构进行全面的资源整合和通力合作，以实现除临床医学的健康结局以外的人群健康成效。

ICCC：2002 年，在 CCM 扩展版的基础上，WHO 提出了 ICCC（图 1-11）。该框架的核心是多元主体的综合一体化管理，这里的一体化主要针对医疗卫生组织体系和慢性病卫生服务。前者指要消除卫生系统"微""中""宏"观层面的界线，明确慢性病防治的共同目标，通过多元参与使医疗卫生组织、社区、政策层及患者真正做到一体化；后者则强调要采取有效措施增强服务的协调性、连续性和综合性。无论是组织体系一体化，还是服务一体化，均需要不同领域、不同专业的工作人员的协同合作。

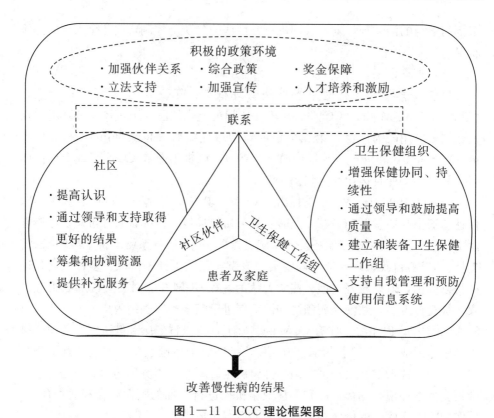

图 1—11 ICCC 理论框架图

可见，ICCC 更加注重动员、整合现有的医疗卫生资源，强调系统整合、灵活实用，从宏观政策、中观机构、微观患者三个角度（三端互动）为慢性病患者提供更好的预防、控制和管理服务。

2. 国内慢性病管理

2017 年 3 月，国务院办公厅印发了《中国防治慢性病中长期规划（2017—2025 年)》，对未来八年我国慢性病防治工作的目标、遵循的原则和社会综合治理策略做了明确的指示。

（1）目标。

中国政府明确了 2017—2025 年慢性病预防与控制的目标：慢性病防控环境显著改善，降低由慢性病导致的过早死亡率，逐步提高居民健康期望寿命，有效控制慢性病经济负担。

（2）原则。

一是统筹协调。统筹各方资源，健全政府主导、部门协作、动员社会、全民参与的慢性病综合防治机制，将健康融入所有政策，调动社会和个人参与防治的积极性，营造有利于慢性病防治的社会环境。

二是共建共享。倡导"每个人是自己健康第一责任人"的理念，促进群众形成健康的行为和生活方式。构建自我为主、人际互助、社会支持、政府指导的健康管理模式，将健康教育与健康促进贯穿全生命周期，推动人人参与、人人尽力、人人享有。

三是预防为主。加强行为和环境危险因素控制，强化慢性病早期筛查和早期发现，推动由疾病治疗向健康管理转变。加强医防协同，坚持中西医并重，为居民提供公平可及、系统连续的预防、治疗、康复、健康促进一体化的慢性病防治服务。

四是分类指导。根据不同地区、不同人群慢性病流行特征和防治需求，确定针对性的防治目标和策略，实施有效防控措施。充分发挥国家慢性病综合防控示范区的典型引领作用，提升各地区慢性病防治水平。

（3）社会综合治理策略。

慢性病防治的社会综合治理策略主要包括如下几个方面：①加强健康教育，提升全民健康素质。②实施早诊早治，降低高危人群发病风险。③强化规范诊疗，提高治疗效果。④促进医防协同，实现全流程健康管理。⑤完善保障政策，切实减轻群众就医负担。⑥控制危险因素，营造健康支持性环境。⑦统筹社会资源，创新驱动健康服务业发展。⑧增强科技支撑，促进监测评价和研发创新。

四、慢性病管理体系

本研究中，慢性病管理体系特指在一定区域内，根据人群的慢性病防控需求，通过卫生规划、立法等形式，以恢复和增进人群健康为目标的各种不同组织群构成的系统。国内外学者普遍认同"应按照疾病的轻、重、缓、急及治疗的难易程度进行分级，不同级别的医疗卫生机构应承担不同的职能，实现基层首诊、双向转诊、急慢分治和上下联动"。

（一）国外慢性病分级管理体系

1. 英国慢性病分级管理体系

英国作为国家保障型健康保健制度的代表性国家，其医疗卫生服务体系分三级：由家庭诊所或社区诊所组成的初级卫生服务机构（承担初级卫生保健服务）、由二级医院组成的二级卫生服务机构（接诊全科医生转诊的患者或转诊到三级卫生服务机构）、由综合医院和专科医院组成的三级卫生服务机构（提供专科危重复杂疾病的专家服务）。维持该体系运行的机制涉及医保政策、全科医生和社区首诊制度、首诊转诊和转诊监管制度等。

2. 德国慢性病分级管理体系

社会保险型健康保健制度下的德国，其医疗卫生服务体系分为三级：由全科医生所在的诊所组成的一级卫生服务机构（提供初级保健和门诊二级保健服务），由专科医生、医院和医生协会组成的二级卫生服务机构（提供急诊或转诊住院服务），由康复－养老－护理机构组成的三级卫生服务机构（提供专业的康复和护理服务）。在该体系中，医保的制约作用明显，分级管理和区域规划分级制度，配合远程医疗促进了德国"金字塔"形医疗卫生服务体系的有效运作。

3. 美国慢性病分级管理体系

商业保险型健康保健制度下的美国，其医疗卫生服务体系分为三级：由私人开业的初级保健医生组成的一级卫生服务机构（提供基层社区卫生服务）、由私人开业的专科医生组成的二级卫生服务机构（提供专科服务）、由公立及私立医院组成的三级卫生服务机构（承担诊治危重复杂疾病或转诊职责）。在该体系中，较为完善的基层医疗服务网、双向转诊制度和疾病诊断治疗分类标准（DRGs）支付机制作用显著，患者具有约定俗成的就医习惯。

4. 新加坡慢性病分级管理体系

新加坡是实行储蓄＋社会保险型健康保健制度的国家，其卫生服务体系分为四级：一级卫生服务机构由私人开业的医生诊所和公立联合诊所组成（提供初级卫生保健服务），二级和三级卫生服务机构由公立医院组成（分别提供专业治疗和更高级别的诊治服务），四级卫生服务机构由社区医院、慢性病医院、疗养院、日间康复中心、家庭医疗和家庭看护中心、临终关怀机构等组成（负责提供中长期护理服务）。近年来，新加坡通过进一步整合医疗卫生机构，促进医疗卫生体系不断完善。

（二）我国慢性病分级管理体系

在我国，慢性病分级管理体系指依据我国人口的慢性病防控服务需求，通过区域卫生规划，以保护和增进人群健康为目的而形成的各级各类不同的组织群。其具体包括可以直接提供慢性病管理服务的组织（如各级各类公立、私立医疗卫生机构）、具有直接管理职能的卫生行政组织以及医疗卫生第三方组织等。我国慢性病分级管理体系将目标定位于健康筹资、健康促进、健康维护和健康恢复，从疾病预防、治疗、健康促进及疾病风险分担等多方面采取措施保障居民的健康。

在对慢性病进行分级管理的过程中，行政部门、慢性病分级管理服务部门等行动主体通过不同方式的合作，形成直接或间接的联系模式。目前，我国主要有以下几种类型的慢性病分级管理体系：传统的慢性病预防与控制分级管理体系、城市医疗集团、县域医共体、跨区域专科联盟及远程协助网等。

我国慢性病相关的医疗卫生体系实行分级管理，但结构和功能碎片化问题仍不容忽视。

（1）就结构而言，依然存在布局欠合理、三级慢性病分级管理体系不健全、医疗卫生资源配置不足、城乡差距大等问题。

（2）就功能而言，首先，"以疾病为中心"的服务理念根深蒂固，而促进人群的健康客观上需要医疗卫生体系分工协作，提供综合、连续、覆盖全生命周期的医疗卫生服务。二者的矛盾冲突应被切实关注。其次，由于体系缺乏有效的协调机制，各级各类医疗卫生机构"服务缺失"和"服务重叠"问题并存，"医、防、康复分离"现象较为严重。表现为：①基层网底功能、二级医疗机构的枢纽功能及三级医疗机构的牵头/辐射功能均有待完善，私立医疗卫生机构的补充作用难以发挥。②医疗机构和公共卫生机构之间缺乏有效的资源和服务整合。③双向转诊常出现"上转容易下转难"的困境，信息化管理相对滞后且难以整合。此外，医疗卫生服务水平（尤其是基层服务水平）仍有待提高，为群众提供及时、有效、同质化、全生命周期的服务仍任重而道远。

影响我国慢性病分级管理体系有效运行的因素涉及政治、经济、文化、技术、管理等多方面，亟需加强制度层面的支持，如有效的运行机制、激励机制、监督机制及协调机制，应进一步促进医保的引导和激励作用；医疗服务质量仍应被高度重视，尤其是基层服务质量；加强各级医疗卫生机构的合理分工、系统整合及持续有效地协作等。

五、国内外相关政策回顾

（一）国际相关政策

尽管"医疗卫生服务整合"的概念是在 1966 年被 WHO 首次提出的，但"医疗资源整合"的理念则早在 20 世纪 50 年代中期就被用于烈性传染病防控。1978 年，在著名的《阿拉木图宣言》里，作为实现"2000 年人人享有卫生保健"目标的关键策略，"初级卫生保健"明确提出要"加强部门间的合作""整合医疗卫生体系的功能与服务"。世界银行在《1993 年世界发展报告：投资于健康》中，强调要改变"以治疗疾病为中心"的服务模式，加强协作，提供整合型医疗卫生服务。1996 年，WHO 明确指出要构建"整合型医疗卫生服务体系"，对"整合型医疗卫生服务"进行了权威界定，并提出通过加强机构间的协调程度，提升服务的连续性，以应对医疗卫生服务体系碎片化的问题。

21 世纪以来，"整合型医疗卫生服务体系"的建设理念在国际上逐渐被推广和深化。2011 年，第 66 届联合国大会《关于预防和控制非传染性疾病问题高级会议的政治宣言》提到，为有效防控慢性病，各国应在政府主导的前提下，采取多种协作措施，将卫生工作适当融入多部门的工作中。2013 年，WHO 在《2013—2020 年非传染性疾病全球行动计划》中将目标定位于"通过在国家、区域和全球层面开展多部门协作与合作，减少慢性病导致的可预防的发病、死亡和残疾负担，使全人群在全生命周期都能获得最高且可及的健康，使慢性病不再阻碍人类福祉或社会经济的发展"。2015 年，第 70 届联合国大会通过了《2030 年可持续发展议程》，该议程确认调动执行手段（包括财政资源、伙伴关系、能力建设、技术开发和转让等）的作用至关重要。2018 年，瑞士政府和 WHO 共同举办了预防和控制非传染性疾病全球协调机制大会（GCM/NCD），强调调动多部门和多方利益相关者的参与，分享知识、技术和财政资源以促进《2013—2020 年非传染性疾病全球行动计划》和《2030 年可持续发展议程》（到 2030 年，通过预防与治疗，促进精神健康与安康，将非传染性疾病导致的过早死亡减少三分之一）的目标的实现。呼吁各国政府加强与多元主体的合作，以提升行动效率、避免重复工作和潜在的利益冲突。

（二）国内相关政策

1. 慢性病管理相关政策

2009 年 3 月，中共中央、国务院颁布《中共中央　国务院关于深化医药卫生体制改革的意见》，提出公共卫生要以"重心下沉、关口前移、搞好健康促进"为目标，强调"保基本、强基层"的重要方针，加强城乡医疗卫生机构建设，完善以基层医疗卫生服务网络为基础的医疗卫生服务体系的功能，建立分工明确、信息互通、资源共享、协调互动的服务体系。慢性病防控成为卫生事业发展规划的重要内容。

2012 年，卫生部（现更名为国家卫生健康委员会）等 15 个部委共同印发了《中国慢性病防治工作规划（2012—2015 年）》，提出构建"跨部门协调机制"，通过政府主导、多部门合作将"健康融入全部政策"。我国政府加强医疗保障体系建设，不断完善信息管理，努力推广健康的生活行为方式，加强高危人群的健康管理，进一步规范慢性病的防治，完善慢性病管理机制，加强有效协同，初步形成了慢性病综合防控体系，对我国慢性病综合防控具有里程碑式意义。随后，我国相继发布了一系列全国慢性病预防控制工作规范、规划、指南。

2017 年 2 月，《中国防治慢性病中长期规划（2017—2025 年）》明确提出，慢性病综合防治针对各类人群（包括一般人群、高危人群和患者）分别开展健康教育/健康促进、健康管理和疾病管理等工作，要求慢性病防控要坚持各部门统筹协调、共建共享的综合防控机制，促进慢性病一体化防控服务。

我国政府越来越重视慢性病的防控工作，将实施慢性病综合防控战略纳入《"健康中国 2030"规划纲要》，先后实施了 15 个专项行动，其中慢性病防治专项行动就占 4 个，针对主要的慢性病问题开展专门防控。还有 6 个有关健康影响因素干预的专项行动，这 6 个行动实际上也是针对慢性病预防开展的。

2009 年以来，"日益增长的健康需求与有待提升的卫生服务之间的矛盾"是我国慢性病防控中面临的主要问题。究其根源，主要是"慢性病防控机制、体制和结构不完善"等因素导致的。政策上的变迁则表现为"从强调单体机构的责任到慢性病的综合防控""将健康融入所有政策，多元主体均应参与慢性病的防控""从对重点人群拓展到对全人群的分类指导""从强调对疾病的治疗向全周期健康管理和综合防治转变"。

2. 分级诊疗相关政策

2013 年，党的十八届三中全会审议通过《中共中央关于全面深化改革若干重大问题的决定》，就深化医疗卫生体制改革提出："完善合理的分级诊疗模式，建立社区医生和居民契约服务关系。"这标志着分级诊疗这一曾经与医疗服务公益性理念相伴相生的制度再一次出现在医改的舞台上，并快速成为备受期待和认可的改革路径。

2014 年，国务院出台《深化医药卫生体制改革 2014 年重点工作任务》，明确提出制定分级诊疗办法。2015 年 1 月，国务院常务会议提出统筹不同区域、类型和层级的医疗资源，优化结构。同年 5 月，国务院办公厅出台《关于城市公立医院综合改革试点的指导意见》，提出构建分工协作的医疗服务体系和分级诊疗就医格局。同年 9 月，国务院《关于推进分级诊疗制度建设的指导意见》明确了分级诊疗试点工作考核评价标准。

《全国医疗卫生服务体系规划纲要（2015—2020 年）》指出，为"有效应对日益严峻的慢性病挑战"，需重点解决"医疗卫生服务体系碎片化问题"。2015 年 5 月，国务院办公厅发布《关于城市公立医院综合改革试点的指导意见》，明确要在"医院、基层医疗卫生机构和慢性病长期照护机构之间建立起科学合理的分工协作机制"，要"加强公立医院与专业公共卫生机构之间的沟通与协作"。2015 年 9 月，国务院办公厅印发《关于推进分级诊疗制度建设的指导意见》，提出"2015 年，所有公立医院改革试点城市和综合医改试点省份都要开展分级诊疗试点，重点做好高血压、糖尿病分级诊疗试点工作"。

2016 年 3 月，《中华人民共和国国民经济和社会发展第十三个五年规划纲要》出台，指出要"完善我国医疗服务体系，优化医疗机构布局，推动功能整合和服务模式创新，健全上下联动、衔接互补的医疗服务体系"。同年 8 月，习近平总书记在中国卫生与健康大会上强调了分级诊疗的重要作用，指示未来中国"要在分级诊疗制度等基本医疗卫生制度建设上取得突破"。同年10月，中共中央、国务院印发《"健康中国2030"规划纲要》，指出：①构建公共卫生机构、基层医疗卫生机构、综合/专科医院"三位一体"的重大疾病防控体系，并通过建立互联互通、信息共享等机制，推进慢性病防、治、管融合发展，实现医防结合。②建立分工协作机制，使得不同类别、层级主体机构间目标明确、权责清晰。同时，要不断完善服务网络、运行和激励机制，提升基层健康守门人的服务能力，完善家庭医生签约制度，全面建立成熟完善的分级诊疗制度，形成合理的就医秩序，健全治疗－康复－长期护理服务链。③完善医疗联合体、医院集团等多种分工协作模式，提高服务体系整体绩效。

2017年，《关于推进医疗联合体建设和发展的指导意见》指出，要推动分级诊疗制度的构建，不断完善医联体组织管理模式、运行机制、分工协作和激励机制，实现由"以治病为中心"向"以健康为中心"转变。重点工作应放在落实各级各类医疗机构"功能定位""提升基层服务能力"和"理顺双向转诊流程"方面。同年12月，国家卫计委（现更名为国家卫生健康委员会）印发《进一步改善医疗服务行动计划（2018—2020年)》，要求以医联体为载体，提供连续医疗服务。

2018年8月，国家卫生健康委员会、国家中医药管理局印发《关于进一步做好分级诊疗制度建设有关重点工作的通知》和《医疗联合体综合绩效考核工作方案（试行)》。前者强调要注重分级诊疗的四个"分开"：①"区域分开"，以区域医疗中心建设为重点；②"城乡分开"，以县医院能力建设为重点；③"上下分开"，以重大疾病单病种管理为重点；④"急慢分开"，以三级医院日间服务为重点。并要注重配套政策和机制、信息化、人才队伍等方面的建设。后者提出要构建与医联体相适应的绩效考核指标体系，发挥绩效考核的激励、导向作用。绩效考核应包括：①建立完善运行机制的情况；②内部分工协作的情况；③区域医疗资源共享情况；④技术辐射作用的发挥情况；⑤可持续发展情况。

2019年，政府工作报告中强调要加快医联体建设，发展"互联网＋医疗"，让群众在家门口就能享受优质医疗服务，对基层医疗机构增强信心。同年5月，孙春兰在医改工作电视电话会议中，指示要加快推进区域医疗中心建设，完善医联体管理，发展"互联网＋医疗健康"和社会办医，优化资源布局，促进分级诊疗。

2020年，国家卫生健康委员会、国家中医药管理局出台了《关于印发医疗联合体管理办法（试行）的通知》。其主要内容：①政府主导，依据资源布局和居民健康需求，对城市医疗集团和县域医共体实施网格化管理。②遵循"自主组建"的原则，依托"行业组织或医疗卫生机构"发展专科联盟和远程医疗协作网。③以"人民健康"为中心，建立和完善分工协作与利益共享机制，引导优质资源下沉，推进疾病预防、治疗、管理的结合，逐步实现医疗卫生服务的同质化。④明确划分国家和县级以上卫生行政部门的责权，并倡导社会办医的广泛参与。

2021 年，《中华人民共和国国民经济和社会发展第十四个五年规划和 2035 年远景目标纲要》中再次强调了我国卫生事业的公益性，要深化医药卫生体制改革，均衡区域布局，扩容优质资源，加快分级诊疗体系建设。我国分级诊疗体系建设逐渐向纵深方向发展。

六、研究思路

本课题探讨的主要问题是我国慢性病分级管理体系碎片化问题的现状如何？应用网络化治理视野审视该体系，可以发现哪些影响该体系上下联动、衔接互补的因素？未来的治理策略选择是什么？能否设计出既科学实用又可行的体系机制模型？围绕这些问题，笔者计划从三部分来构建总体研究框架。

（一）我国慢性病分级管理体系运行现状研究

第一，梳理我国慢性病分级管理体系政策；第二，构建慢性病分级管理评价指标体系；第三，分析我国慢性病分级管理体系各主体构成要素、关系、体系运转状况、稳定性及影响因素；第四，分析我国慢性病分级管理体系协作断裂点。

（二）我国慢性病分级管理体系机制模型构建研究

第一，基于网络化治理理论，通过系统性分析确定该体系治理的有效途径；第二，理论结合实际，研究促进"上下联动、衔接互补"的慢性病分级管理体系建设的优先策略；第三，在网络化治理视野下，构建我国慢性病分级管理体系机制模型。

（三）理论模型在某医联体慢性病分级管理中的应用研究

以成都市某医联体的建设为突破口，将慢性病分级管理体系理论模型中的关键要素应用于医联体构建的模式总结中。由于条件所限，本次研究主要应用了评价指标体系（用于对医联体慢性病分级管理的运行情况进行阶段性评价），并从网络化治理的视角对案例医联体制定的各项机制进行了归类总结。

七、研究意义

网络化治理理论的初衷是应对组织结构碎片化的问题，将其应用于管理实践可促进资源的有效整合，提高行政效率和效度，保障公民的合法权利，有效回应公众的诉求。我国疾病管理体系目前碎片化问题突出，已得到学界关注。研究缺口：其一，尽管近年来，传染性疾病对人类健康的危害被高度重视，但慢性病仍然是大部分国家主要的疾病挑战，而针对慢性病管理体系治理的研究较少被检索到，有必要做专门的研究。其二，在我国，网络化治理理论和慢性病管理体系相结合的研究少有报道。而在国外实践中，该理论已被证明在治理慢性病管理体系碎片化问题时发挥着较好的作用。该理论有望从不同视角审视我国慢性病管理的现实问题。其三，试验法较少被应用于慢性病分级管理体系研究，而设计科学合理、操作可行的试验不仅可验证一系列措施的有效性，还可对措施推广的可行性进行评估。

本课题在分级诊疗的背景下，以网络化治理理论为指导，设计适应我国慢性病分级管理体系的机制模型。网络化治理理论和慢性病分级管理体系建设相结合，将进一步丰富网络化治理的理论内涵，对于推动慢性病分级管理体系治理也具有重要的理论意义和应用价值。

第二章 现状及策略研究

一、我国慢性病分级管理体系主体构成及关系

（一）传统慢性病分级管理体系

实际上，传统的医疗卫生体系中，各级各类医疗卫生机构承担着慢性病分级管理的部分工作，只是并没有在医疗卫生体系中被明确划分。图 2-1 显示了各级各类医疗卫生机构中，参与慢性病分级管理的主要机构及其关系。其中，市/区县疾病预防控制中心、社区卫生服务中心/乡镇卫生院、社区卫生服务站/村卫生室多属于政府参与型网络，体系多是以政府为核心的紧密联结网络，节点联系方式则多为强联结。而三级医疗机构、二级医疗机构、社区卫生服务中心/乡镇卫生院、社区卫生服务站/村卫生室则多属于自组织型网络，慢性病分级管理多呈松散状网络的特点，节点联系方式则多为弱联结。

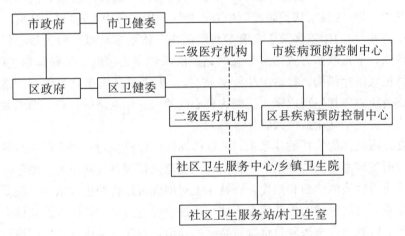

图 2-1　我国慢性病分级管理体系结构

在传统的医疗卫生体系中，基层医疗机构肩负着对一般人群进行健康教育、及时发现高危人群并采取干预措施、规范化管理慢性病患者等职责；二级医疗机构负责慢性病的诊断和治疗，接受基层转诊患者，将无法处理的慢性病患者转诊到更高级别医院诊治；三级医疗机构负责疑难杂症的诊治，接收转诊患者，并将恢复期患者转回下级医疗机构；疾病预防控制中心主要是对基层医疗机构相关工作进行业务指导和工作监督；卫生行政部门从宏观上对各级各类

医疗卫生机构进行管理。

（二）以医联体（医共体）为载体的慢性病分级管理体系

医疗联合体（简称医联体）是在一定地域内，以高级别医疗卫生机构为核心，联合若干不同类型/层级的医疗卫生机构，经过纵/横向资源整合组成的利益共同体。以期实现以下目标：

（1）优质医疗卫生资源有效下沉。促进医疗卫生资源的合理配置，有效解决基层医疗卫生资源相对匮乏，而优质资源向大中型医院集中的问题。

（2）双向转诊日趋有序。内部率先逐渐形成基层首诊、双向转诊、急慢分治、上下联动的分级诊疗新格局。

（3）基层能力提升。资源的合理配置及帮扶措施对提升基层能力起到重要作用。

（4）人民健康得到保障。建立起"小病在基层、大病到医院、病愈回基层"的诊疗制度，上下联动，全方位保障人民健康。

作为一种特殊的整合模式，医联体内部各机构也承担着慢性病分级管理的工作。图2-2显示了成都市医联体中参与慢性病分级管理的主要机构及其关系。其中，市/区县疾病预防控制中心、社区卫生服务中心/乡镇卫生院、社区卫生服务站/村卫生室多属于政府参与型网络，体系多是以政府为核心的紧密联结网络，节点联系方式则多为强联结。医联体牵头医院、医联体枢纽医院、医联体网底医疗机构、社区卫生服务站/村卫生室虽多属于自组织型网络，但慢性病分级管理却呈现以牵头医院为核心的紧密联结网络的特点，节点联系方式也多为强联结（松散型医联体除外）。

在以医联体为依托的体系中，医联体网底医疗机构对一般人群进行健康教育，及时发现高危人群并采取干预措施，规范化管理慢性病患者；医联体枢纽医院负责慢性病的诊断和治疗，在技术上对网底医疗机构进行指导，接受基层转诊患者，无法处理的慢性病患者往往通过"绿色通道"转诊到医联体牵头医院诊治；医联体牵头医院负责疑难杂症的诊治，对医联体内部各医院进行技术指导，接收转诊患者，并将恢复期患者转回下级医疗机构；疾病预防控制中心依然是对基层医疗机构相关工作进行业务指导和工作监督；卫生行政部门从宏观上对各级各类医疗卫生机构进行管理。

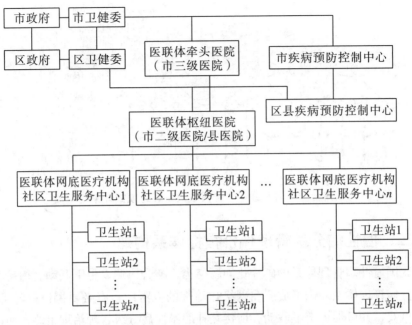

图2－2　以医联体为载体的慢性病分级管理体系结构

（三）以跨区域整合型专科医联体（专科联盟）为载体的慢性病分级管理体系

根据《关于推进医疗联合体建设和发展的指导意见》的界定，跨区域专科联盟"根据不同区域医疗机构的优势专科资源，以若干个医疗机构特色专科技术力量为支撑，充分发挥国家医学中心、国家临床医学研究中心及其协同网络的作用，以专科协作为纽带，组建区域间的特色专科医联体（专科联盟），形成补位发展模式，重点提升重大疾病救治能力"。如图2－3所示，此模式具有独特的管理架构，让卫生站、社区卫生服务中心/乡镇卫生院、区县医院、三级甲等医院之间形成业务紧密的整体，提供慢性病健康管理服务，多属于自组织型网络，慢性病分级管理呈紧密联结网络的特点，节点联系方式也多为强联结。横向整合的目的是提供更全面、更完整的服务，包括保健、预防、治疗、康复、临终关怀等。

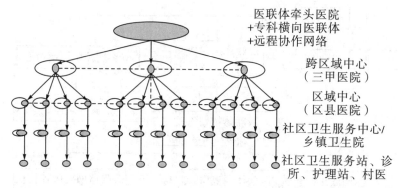

图 2—3　整合型专科医联体（专科联盟）理论模式体系构架概念图

二、慢性病分级管理评价指标体系构建

我国慢性病管理体系的碎片化问题突出，整合协调、上下联动、衔接互补的慢性病管理体系尚未形成。在网络化治理的视野中，有必要探讨科学可行、有效可及，并可促进上下联动、衔接互补的慢性病分级管理治理策略。而这需要具有较好的信度和效度的评价指标体系，对慢性病分级管理体系治理的现状及影响因素进行分析，并基于此确定慢性病分级管理体系治理的优先策略。基于上述背景，本研究应用两轮专家咨询法，旨在构建慢性病分级管理评价指标体系，以期为我国慢性病分级管理的策略制定提供可供选择的评价工具。

（一）对象与方法

1. 对象

为了构建慢性病分级管理评价指标体系，本研究以 16 位慢性病管理相关领域的多学科专家为调查对象。指标中涉及的慢性病分级管理机构主要指在慢性病管理（如各级各类相关机构或医联体）中起关键作用的政府部门（卫健委/卫生局）、服务提供机构（公立、私立医疗卫生机构，如疾病预防控制中心、社区卫生服务中心、二级医院和三级医院、慢性病医院、康复机构等）、药品供给部门及各类相关科研机构等。

2. 方法

（1）文献研究法。

本研究利用 MEDLINE、中国知网、万方等国内外文献数据库，检索 2014 年 1 月至 2019 年 1 月，关键词为"慢性病（Chronic Disease）""管理体系（Management System）""分级诊疗（Tiered Health Services）""预防（Prevention）""控制（Control）""评价指标（Evaluating Indicator）""网络

化治理（Network Governance）"的学术文献。本研究共查询到 287 篇有效文献（排除会议文献、新闻报道等），并按期刊影响因子进行分类。此外，研究小组阅读整理相关图书 20 余部，为慢性病分级管理评价指标体系的构建奠定了基础。

（2）集中小组讨论法。

本研究组建了由 8 人组成的多学科研究小组，其专业涉及公共管理、公共卫生、临床医学、健康管理、卫生经济、卫生事业管理、社会医学等领域。在 6 个月的研究过程中，多学科研究小组历经多次集中讨论，结合网络化治理理论，分别对本研究的"理论依据""评价维度""一级指标构建""二级指标构建""三级指标构建""依据专家咨询的结果对指标进行取舍和修改"等内容进行商定。最终确定包括 4 个一级指标、13 个二级指标和 28 个三级指标在内的慢性病分级管理评价指标体系。

（3）德尔菲专家咨询法。

首先，以"背对背"为核心原则，遴选 16 位相关领域的专家。之后，将多学科研究小组产出的指标体系初稿制成咨询表，以电子信函的形式发放给专家。经过两轮的咨询和修改，力求专家对指标的意见趋于一致。第一轮的主要任务是对慢性病分级管理评价指标体系初稿提出修改和增删意见，第二轮的主要任务是对二级指标、三级指标进行再次筛选，并确定各级评价指标的权重。

（二）结果

1. 专家基本情况

本研究选取了 16 位相关领域的专家参与两轮指标体系的打分。其中，年龄构成占比由高到低依次为 40～49 岁（7 人，占 43.75%）、30～39 岁（5 人，占 31.25%）、50～59 岁（2 人，占 12.50%）、小于 30 岁和大于或等于 60 岁（均 1 人，分别占 6.25%）；16 位专家中，工作年限在 10～19 年者有 10 人（占 62.50%），在 10 年以下者有 4 人（占 25.00%），超过 29 年者有 2 人（占 12.50%）；专业技术职称均在中级职称及以上，正高、副高和中级职称构成比为 7∶4∶5；工作领域主要分布在卫生服务机构（占 50.00%）、高校/科研机构（占 43.75%）和卫生行政机构（占 6.25%）。专家基本情况见表 2-1。

表 2-1 专家基本情况

		人数	构成比（%）
年龄（岁）	小于 30	1	6.25
	30～39	5	31.25
	40～49	7	43.75
	50～59	2	12.50
	大于或等于 60	1	6.25
	合计	16	100.00
工作年限（年）	10 年以下	4	25.00
	10～19	10	62.50
	20～29	0	0.00
	超过 29	2	12.50
	合计	16	100.00
专业技术职称	正高	7	43.75
	副高	4	25.00
	中级	5	31.25
	合计	16	100.00
工作领域	高校/科研机构	7	43.75
	卫生服务机构	8	50.00
	卫生行政机构	1	6.25
	合计	16	100.00

（1）专家积极系数。

专家积极系数即咨询问卷的回收率，用以评价专家对所咨询内容的重视及感兴趣程度，其值越高，反映专家对咨询内容越感兴趣、越重视。第一轮发放问卷 16 份，回收问卷 16 份，问卷回收率 100%。其中，8 名专家针对指标体系提出了详细的修改意见。第二轮发放问卷 16 份，回收问卷 15 份，有效问卷回收率为 94%。其中，2 名专家提出了修改意见。这提示：本研究所选专家对咨询内容的重视程度较高。专家积极系数见表 2-2。

表 2-2 专家积极系数

轮次	发放问卷	回收问卷	问卷回收率（%）	提出意见专家数
第一轮	16	16	100	8
第二轮	16	15	94	2

（2）专家协调系数。

专家协调系数即专家对所有指标内容评判意见的协调程度。通过变异系数（CV_j）和协调系数（W）来反映。CV_j 越小，表示专家的意见越集中；CV_j 越大，表示专家的协调程度越高。

依据第一、第二轮咨询情况，可计算 CV_j：

$$CV_j = \frac{\sigma_j}{m_j} \qquad \text{公式 1}$$

式中，σ_j 表示 j 指标的标准差，m_j 表示 j 指标的均数。

CV_j 指的是 j 指标评分的离散程度，是 m 个专家对第 j 个指标意见的一致性程度。本研究结果显示，两轮的 CV_j 值在 $[0.072，0.267]$，这提示：CV_j 小，专家对各指标意见的协调程度较好。

依据第一、第二轮咨询情况，可计算 W：

W 表示 m 个专家对 n 个指标意见的一致性程度，W 的取值区间为 $[0，1]$。若专家对指标的意见完全一致，则 W 为 1；若意见完全相反，则 W 为 0。W 的计算过程如下。

第一步，计算等级和 S_j：

$$S_j = \sum_{i=1}^{m} R_{ij} \qquad \text{公式 2}$$

式中，S_j 为第 j 个指标的等级和，R_{ij} 为 i 专家对 j 指标的评分秩次，S_j 越大，表示 j 指标越重要。

第二步，计算等级算术平均值 M_{sj}：

$$M_{sj} = \frac{1}{n} \sum_{j=1}^{n} S_j \qquad \text{公式 3}$$

第三步，计算 W：

$$d_j = S_j - M_j \qquad \text{公式 4}$$

$$\sum_{j=1}^{n} d_j^2 = \sum_{j=1}^{n} (S_j - M_j)^2 \qquad \text{公式 5}$$

情境 1，当专家给出的评价不相同时，参照公式 6 计算 W：

$$W = \frac{12}{m^2(n^3 - n)} \sum_{j=1}^{n} d_j^2 \qquad \text{公式 6}$$

情境 2，当专家给出相同评价，具有相同等级时，参照公式 7 计算 W：

$$W = \frac{12}{m^2(n^3 - n) - m \sum_{i=1}^{m} T_i} \sum_{j=1}^{n} d_j^2 \qquad \text{公式 7}$$

$$T_i = \sum_{i=1}^{L} (t_i^3 - t_i) \qquad \text{公式 8}$$

式中，T_i 为相同等级指标，L 为 i 专家在评价中相同的评价组数，t_i 为 L 组中相同的等级数。

如表 2-3 所示，两轮专家咨询意见的 W 分别为 0.210 和 0.354，W 呈升高趋势，提示：第二轮协调系数好于第一轮。

表 2-3　两轮专家咨询的协调程度

轮次	M_{sj}	$\sum_{j=1}^{n} d_j^2$	$\sum_{i=1}^{m} T_i$	W
第一轮	120.0	1662	9186	0.210
第二轮	97.5	6792	7914	0.354

（3）专家权威系数。

专家权威系数受"专家对咨询内容的熟悉程度"和"专家做出判断的依据"这两个因素影响。本研究以专家自我评价为基础，分别计算熟悉系数（专家对问题的熟悉程度，用 C_s 表示）和判断系数（专家做出判断的依据，用 C_i 表示），最后计算得到专家权威系数。

依据表 2-4 的评分标准和公式 9，本研究计算出各专家的判断系数 C_i 为 0.95625。

表 2-4　专家判断依据及其影响程度评分标准

判断依据	影响程度		
	大	中	小
理论分析（a_i）	0.3	0.2	0.1
工作经验（b_i）	0.5	0.4	0.3
国内外同行的见解（c_i）	0.1	0.1	0.1
直观感觉（d_i）	0.1	0.1	0.1

$$C_i = \frac{1}{m} \sum_{i=1}^{m} (a_i + b_i + c_i + d_i) \qquad 公式 9$$

在第一轮专家咨询中，本研究对"慢性病分级管理、治理、网络化治理"三个专业领域的熟悉程度设置 5 个评价等级，即很不熟悉、不熟悉、一般、熟悉、很熟悉，分别赋值 0.2、0.4、0.6、0.8、1.0。基于专家的自我评价，应用公式 9 计算得到专家对"慢性病分级管理、治理、网络化治理"三个专业领域的熟悉系数分别为 0.825、0.700 和 0.625，依据公式 10 和公式 11 得到总体熟悉系数为 0.717。

专家对指标内容熟悉程度的频数分布见表 2-5。

$$C_{si} = \frac{1}{m}(1.0a_i + 0.8b_i + 0.6c_i + 0.4d_i + 0.2e_i) \qquad 公式10$$

指标内容的专家总体熟悉系数：

$$C_s = \frac{C_{s1} + C_{s2} + C_{s3}}{3} \qquad 公式11$$

表2-5　专家对指标内容熟悉程度的频数分布

专业领域（i）	很不熟悉（a_i）	不熟悉（b_i）	一般（c_i）	熟悉（d_i）	很熟悉（e_i）
慢性病分级管理	0	0	1	12	3
治理	0	2	5	8	1
网络化治理	0	5	5	5	1

依据上述判断系数 C_i 和熟悉系数 C_s，计算专家权威系数为0.8366（公式12）。学界普遍认为，德尔菲专家咨询法需专家权威系数大于或等于0.7，可见，本研究中16位专家的权威程度较高，结果具有较好的可信度。

$$C = \frac{C_i + C_s}{2} \qquad 公式12$$

2. 信度检验和效度检验

（1）信度检验。

本研究应用Cronbach's α系数评价指标体系的信度。结果显示，慢性病分级管理评价指标体系总的Cronbach's α系数为0.767，提示构建的指标体系可靠性较好。

（2）效度检验。

首先，本研究是在广泛的文献检索和多轮多学科研究小组讨论的基础上，对指标体系进行初筛的。其次，在实施德尔菲专家咨询法的过程中，研究人员删除或修改了专家评分较低、变异系数较大的指标。此外，经过主观评价，多数咨询专家认为该指标体系具有较好的表面效度和内容效度。

3. 第一轮专家咨询结果

（1）一级指标。

本研究通过文献研究法、集中小组讨论法等方法，产出4个一级指标，分别是"A体系结构特征""B体系管理能力""C体系服务质量""D体系运行稳定性"，并逐步对一级指标进行概念性界定（表2-6）。同时，专家对一级指标的重要性（不重要、不太重要、一般、比较重要、重要）进行评价，判定结果由"不重要"到"重要"分别赋值1、2、3、4、5。结果显示，分别有37.50%和56.25%的专家认为"A体系结构特征"指标"比较重要"和"重要"，有 81.25％的专家认为"B 体系管理能力"指标"重要"，认为"C 体系服务质量"指标"比较重要"和"重要"的专家占比分别为 25.00％和 75.00％，"D 体系运行稳定性"指标的重要性得分为 4 和 5 的构成比分别达到 37.50％和 43.75％。

表 2-6　一级指标界定及重要性得分（第一轮）

一级指标	指标说明	重要性得分	频数	构成比（％）
A 体系结构特征	慢性病分级管理中，行动主体通过各种方式的合作形成的直接/间接的联系模式	3	1	6.25
		4	6	37.50
		5	9	56.25
B 体系管理能力	为实现慢性病分级管理的目标，网络管理者（主要是卫生行政部门或网络中较高级别的服务机构，如医联体牵头医院）在设计、激活、运行等环节实施一系列管理行为和技巧的能力总和	3	2	12.50
		4	1	6.25
		5	13	81.25
C 体系服务质量	各级各类相关机构在慢性病分级管理中实现了哪些功能，在多大程度上满足人们的慢性病服务需求	4	4	25.00
		5	12	75.00
D 体系运行稳定性	合作各方通过遵循一定的运行机制来维持友好合作关系，以实现网络绩效最优化的动态平衡	2	1	6.25
		3	2	12.50
		4	6	37.50
		5	7	43.75

（2）二级指标。

二级指标界定的方法与一级指标相同（表 2-7）。A1 至 A6、B1 至 B3、C1 至 C4、D1 至 D2 分别是一级指标"A 体系结构特征""B 体系管理能力""C 体系服务质量""D 体系运行稳定性"的下一级指标。其中，一级指标"A 体系结构特征"包括"A1 体系类型""A2 治理基础""A3 体系规模""A4 体系强度""A5 体系密度""A6 体系中心度"6 个二级指标；一级指标"B 体系管理能力"包括"B1 设计能力""B2 激活能力"和"B3 协同能力"3 个二级指标；一级指标"C 体系服务质量"包括"C1 一般人群危险因素控制""C2 慢性病高危人群'三早'管理""C3 慢性病患者规范化管理""C4 总体服务质量"4 个二级指标；一级指标"D 体系运行稳定性"包括"D1 合作的长期性""D2 长效机制构建"2 个二级指标。

表 2-7 二级指标界定

指标	指标说明
A1 体系类型	慢性病分级管理体系的结构如何体现各机构之间的合作和以服务对象为中心的宗旨
A2 治理基础	基于网络化和多方参与进行治理、体现以服务对象为中心的宗旨的程度
A3 体系规模	慢性病分级管理中，与某机构联系的其他相关机构的数量、种类
A4 体系强度	慢性病分级管理中，各机构之间信任程度、接触频次及合作的持续时长的综合反映
A5 体系密度	慢性病分级管理中，某机构与其他合作机构联系的范围和程度
A6 体系中心度	慢性病分级管理中，各机构在整个体系中的重要程度，其反映了各机构在体系中的重要性
B1 设计能力	在关注慢性病分级管理核心任务的基础上，体系成员以其优势和灵活结构，帮助体系应对不确定性因素的能力
B2 激活能力	应用合适的激活工具（如人力、技术等），召集合作伙伴的能力
B3 协同能力	各机构管理者对慢性病分级管理体系的控制与协调、执行分级管理任务并获得优势、关系管理等方面的能力
C1 一般人群危险因素控制	慢性病分级管理体系对辖区内一般人群危险因素防控措施的落实情况，服务的连续性和协调性，群众相关知识、态度和行为现状，群众对服务的满意度
C2 慢性病高危人群"三早"管理	慢性病分级管理体系对辖区内慢性病高危人群"三早"措施的落实情况，服务的连续性和协调性，高危人群相关知识、态度和行为现状，群众对服务的满意度
C3 慢性病患者规范化管理	慢性病分级管理体系对辖区内慢性病患者规范化管理的落实情况、服务的连续性和协调性、慢性病患者的规范化治疗及依从情况、群众对服务的满意度
C4 总体服务质量	服务对象"健康需要/需求"被满足的程度
D1 合作的长期性	慢性病分级管理体系中合作持续的时间、联系的稳固性、更替频率、继续保持关系的可能性等
D2 长效机制构建	为促进体系稳定运行而建立长效机制的情况

在第一轮专家咨询过程中，专家分别对二级指标的必要性、代表性和可获得性进行评判。必要性（指标被纳入的必要性，用"很小、较小、中等、较大、很大"评价）、代表性（该指标与慢性病分级管理各维度的关联程度，用"很差、较差、中等、较好、很好"评价）、可获得性（实际使用时获得该指标的难易程度，用"很难、较难、中等、较易、很易"评价）的判定结果由差到好，分别赋值1、2、3、4、5。

根据咨询得到的数据，对每个二级指标分别计算算术均数、持善法均数、变异系数、满分比、等级和、综合系数及界值，公式如下。

a. 算术均数：

$$\overline{X_j} = \frac{1}{m_j}\sum_{i=1}^{m} C_{ij} \qquad 公式13$$

式中，m_j 为评价 j 指标的专家数，C_{ij} 为 i 专家对 j 指标的评分值，$\overline{X_j}$ 为专家评价 j 指标的均数。

b. 持善法均数：

$$C_1 = P_{50}$$

$$C_2 = \frac{Max + Min}{2}$$

$$C_3 = \frac{P_{25} + P_{75}}{2}$$

$$M_j = \frac{4C_1 + C_2 + C_3}{6} \qquad 公式14$$

式中，M_j 为专家评价 j 指标的持善法均数，Min 为专家评价 j 指标的得分值的最低分，Max 为最高分，P_{25} 为第 25 百分位数，P_{50} 为中位数，P_{75} 为第 75 百分位数。

c. 变异系数：

$$CV_j = \frac{\sigma_j}{M_j} \qquad 公式15$$

式中，CV_j 为专家的一致性程度，σ_j 为 j 指标的标准差，M_j 为均数。CV_j 越小，专家的一致程度越高。

d. 满分比：

$$K_j = \frac{m_j^*}{m_j} \qquad 公式16$$

式中，K_j 为 j 指标的满分比（满分指的是在指标"必要性""代表性""可获得性"方面的专家评分均为 5 分），m_j^* 为评价 j 指标为满分的专家数，m_j 为评价 j 指标的专家数。

e. 等级和：

$$S_j = \sum_{i=1}^{m} R_{ij} \qquad 公式17$$

式中，S_j 为 j 指标的等级和，R_{ij} 为 i 专家对 j 指标的评分秩次。S_j 越大，j 指标越重要。

f. 综合系数：

$$综合系数 = 算术均数 \times 满分比 / 变异系数 \qquad 公式18$$

j 指标的综合系数越大，专家对 j 指标评价越好。

g. 界值：

持善法均数的界值/算术均数的界值/满分比的界值＝均数－标准差

公式 19

变异系数的界值＝均数＋标准差　　　　　　　　公式 20

公式 19 的结果高于界值为优，公式 20 的结果低于界值为优。

之后，分别计算各二级指标的持善法均数、算术均数、满分比、变异系数的界值。依据界值法，将"有 3 个或 3 个以上判断尺度不符合界值标准"的指标淘汰。结果显示，不符合界值法（表 2－8）、综合系数或等级和较低的二级指标只有"A5 体系密度"（表 2－9）。经研究小组讨论，在第二轮专家咨询过程中，将"A5 体系密度"淘汰，其他二级指标均保留。此外，依据专家提议，在第二轮专家咨询中，本研究将二级指标"D2 长效机制构建"纳入一级指标"A 体系结构特征"中，且与"A2 治理基础"合并。

表 2－8　二级指标界值表（第一轮）

判断尺度	均数	标准差	界值
算术均数	12.7	0.40	12.3
持善法均数	12.7	0.50	12.2
变异系数	0.2	0.03	0.23
满分比（％）	24.1	8.10	16.0

表 2－9　二级指标咨询结果（第一轮）

指标	算术均数	满分比（％）	变异系数	综合系数	持善法均数	等级和	结果
A1 体系类型	12.6	0.3	0.2	18.9	12.8	122.0	
A2 治理基础	12.4	0.2	0.2	12.4	12.4	113.5	
A3 体系规模	12.3	0.3	0.2	18.5	12.6	101.5	
A4 体系强度	12.8	0.3	0.2	19.2	12.9	126.0	
A5 体系密度	11.8	0.1	0.2	5.9	12.2	109.0	※△
A6 体系中心度	12.7	0.3	0.2	19.1	12.6	126.5	
B1 设计能力	13.0	0.1	0.1	13.0	12.8	118.5	
B2 激活能力	12.7	0.3	0.2	19.1	13.0	124.5	
B3 协同能力	12.6	0.2	0.2	12.6	12.6	113.5	
C1 一般人群危险因素控制	12.4	0.2	0.1	24.8	12.1	104.5	

续表2-9

指标	算术均数	满分比（%）	变异系数	综合系数	持善法均数	等级和	结果
C2 慢性病高危人群"三早"管理	13.4	0.3	0.1	40.2	13.4	136.0	
C3 慢性病患者规范化管理	13.2	0.3	0.1	39.6	13.1	127.5	
C4 总体服务质量	12.5	0.2	0.2	13.5	12.9	121.2	
D1 合作的长期性	12.3	0.3	0.2	18.5	12.1	116.0	
D2 长效机制构建	13.2	0.3	0.1	39.6	13.6	141.0	

注：※表示依据界值法，该指标需被删除。△表示综合系数较低，该指标需被删除。

（3）三级指标。

第一轮专家咨询中，三级指标不符合界值法、综合系数或等级和较低的有 A11、A12、A13、A21、A52、B13、C14 和 D13（表2-10）。经研究小组讨论，在第二轮专家咨询过程中，将以上三级指标淘汰，其他三级指标均保留。

表2-10　三级指标咨询结果（第一轮）

指标	算术均数	满分比（%）	变异系数	综合系数	持善法均数	等级和	结果
A11	12.1	0.2	0.2	12.1	12.2	309.5	※
A12	12.4	0.1	0.2	6.2	12.8	304.5	△
A13	12.1	0.1	0.2	6.1	11.9	281.0	※△
A21	12.3	0.1	0.2	6.2	12.5	323.0	△
A31	13.1	0.4	0.1	52.4	13.2	435.0	
A41	12.6	0.2	0.2	12.6	12.8	347.5	
A42	12.5	0.3	0.2	18.8	12.8	370.5	
A43	12.6	0.3	0.2	18.9	12.6	391.0	
A51	12.3	0.2	0.2	12.3	12.5	338.5	
A52	12.1	0.1	0.2	6.1	12.3	310.5	※△
A61	13.1	0.4	0.1	52.4	12.9	456.5	
B11	12.6	0.4	0.2	25.2	13.3	385.0	
B12	13.8	0.6	0.1	82.8	14.3	526.0	
B13	11.3	0.2	0.2	11.3	11.6	200.0	※△□

指标	算术均数	满分比（%）	变异系数	综合系数	持善法均数	等级和	结果
B21	13.4	0.4	0.1	53.6	13.6	491.5	
B22	12.6	0.3	0.2	18.9	12.5	385.0	
B31	14.2	0.8	0.1	113.6	14.5	605.5	
B32	13.0	0.4	0.2	26.0	13.2	441.5	
B33	12.3	0.4	0.3	16.4	12.8	372.0	
B34	12.6	0.4	0.2	25.2	13.1	397.5	
C11	12.8	0.4	0.2	25.6	12.9	409.5	
C12	13.3	0.3	0.1	39.9	12.9	468.5	
C13	12.3	0.3	0.2	18.5	12.7	320.0	
C14	12.3	0.3	0.2	18.5	12.2	367.5	※
C21	13.3	0.6	0.2	39.9	14.2	499.0	
C22	12.1	0.3	0.2	18.2	12.0	343.0	
C31	13.0	0.4	0.2	26.0	13.6	478.5	
C32	12.8	0.4	0.2	25.6	13.2	418.0	
C33	13.5	0.5	0.1	67.5	13.7	498.5	
C34	13.6	0.4	0.1	54.4	13.7	504.0	
C35	13.4	0.4	0.1	53.6	13.6	488.0	
C41	13.1	0.4	0.2	26.2	13.3	438.5	
D11	13.0	0.4	0.2	26.0	12.9	434.0	
D12	13.3	0.5	0.2	33.3	13.9	470.0	
D13	12.1	0.3	0.2	18.2	12.3	341.5	※
D14	13.0	0.5	0.2	32.5	13.9	450.0	
D21	12.7	0.4	0.2	25.4	13.0	383.5	
D22	13.3	0.6	0.2	39.9	14.2	467.0	

注：※表示依据界值法，该指标需被删除。△表示综合系数较低，该指标需被删除。□表示等级和较低，该指标需被删除。

4. 第二轮专家咨询结果

第二轮专家咨询主要用于再次筛选二级指标和三级指标，并确定各级指标权重。在这一轮咨询中，原则上专家无需再提出新的指标。

（1）二级指标的再次筛选。

二级指标界值表（第二轮）见表 2-11。表 2-12 是第二轮专家咨询后，计算所得的各二级指标属性值。不符合界值法、综合系数或等级和较低的指标有"A3 体系规模"和"A6 体系中心度"。经过研究小组讨论和向权威专家咨询，暂时将二级指标 A3 和 A6 保留，待形成量表且预调查后，再决定是否将二者删除。

表 2-11　二级指标界值表（第二轮）

判断尺度	均数	标准差	界值
算术均数	4.4	0.30	4.10
持善法均数	4.4	0.40	4.00
满分比（%）	0.9	0.10	0.80
变异系数	0.1	0.03	0.13

表 2-12　二级指标咨询结果（第二轮）

指标	算术均数	满分比（%）	变异系数	综合系数	持善法均数	等级和	结果
A1 体系类型	4.3	0.9	0.1	38.7	4.1	85.0	
A2 治理基础	4.2	0.9	0.2	18.9	4.1	79.5	
A3 体系规模	3.8	0.8	0.1	30.4	3.9	46.0	※□
A4 体系强度	4.6	1.0	0.1	46.0	4.8	111.0	
A6 体系中心度	4.1	0.9	0.2	18.5	4.0	71.5	※
B1 设计能力	4.5	0.9	0.1	40.5	4.8	106.0	
B2 激活能力	4.6	0.9	0.1	41.4	4.8	113.0	
B3 协同能力	4.6	1.0	0.1	46.0	4.8	111.0	
C1 一般人群危险因素控制	4.4	0.9	0.1	39.6	4.1	90.0	
C2 慢性病高危人群"三早"管理	4.9	1.0	0.1	49.0	4.9	131.0	
C3 慢性病患者规范化管理	4.9	0.9	0.1	44.1	4.8	131.0	
C4 总体服务质量	4.6	0.9	0.1	40.8	4.8	129.1	
D1 合作的长期性	4.4	0.9	0.1	39.6	4.1	95.0	

注：※表示依据界值法，该指标需被删除。□表示等级和较低，该指标需被删除。

（2）三级指标的再次筛选。

在删除了第一轮不符合标准的指标之后，结合专家的修改意见，本研究对三级指标进行了补充、修订和调整。第二轮专家咨询中，三级指标不符合界值法、综合系数或等级和较低的有 A41、C13、C22、C33、C42（表 2-13）。经研究小组讨论，将除 C22 以外的三级指标淘汰，保留其他三级指标。

表 2-13　三级指标咨询结果（第二轮）

指标	算术均数	满分比（%）	变异系数	综合系数	持善法均数	等级和	结果
A11#	4.3	0.9	0.1	38.7	4.1	297.5	
A12#	4.2	0.9	0.2	18.9	4.1	279.0	
A21#	4.8	1.0	0.1	48.0	4.9	424.5	
A22#	4.3	0.8	0.2	17.2	4.8	308.5	
A23#	4.7	1.0	0.1	47.0	4.8	402.5	
A31	4.2	0.8	0.2	16.8	4.1	276.0	
A41	4.0	0.8	0.2	16.0	4.1	205.5	※□
A42	4.5	0.9	0.1	40.5	4.8	347.0	
A43	4.3	0.9	0.2	19.4	4.1	301.5	
A61	4.6	1.0	0.1	46.0	4.8	380.5	
B11	4.5	1.0	0.1	45.0	4.2	343.5	
B12	4.5	0.9	0.1	40.5	4.8	379.0	
B21	4.7	0.9	0.1	42.3	4.8	404.5	
B22	4.3	0.9	0.1	38.7	4.1	304.5	
B31	4.7	0.9	0.1	42.3	4.8	419.0	
B32	4.2	0.9	0.2	18.9	4.1	279.0	
B33	4.6	1.0	0.1	46.0	4.8	380.5	
B34	4.5	0.9	0.2	20.3	4.8	362.5	
B35	4.1	0.9	0.2	18.5	4.0	249.0	
C11	4.5	1.0	0.1	45.0	4.2	342.5	
C12	4.4	0.9	0.1	39.6	4.1	330.5	
C13	4.0	0.8	0.3	10.7	3.9	262.0	※△
C21	4.7	1.0	0.1	47.0	4.8	393.0	

续表2-13

指标	算术均数	满分比（%）	变异系数	综合系数	持善法均数	等级和	结果
C22	4.0	0.7	0.3	9.3	4.0	246.0	※△
C31	4.5	0.9	0.2	20.3	4.7	374.5	
C32	4.4	0.9	0.2	19.8	4.8	327.5	
C33	4.2	0.8	0.2	16.8	4.0	274.0	※
C41	4.6	0.9	0.1	41.4	4.8	388.5	
C42	4.1	0.7	0.2	14.4	4.0	276.0	※
D11	4.5	0.9	0.2	20.3	4.8	347.5	
D12	4.5	0.9	0.2	20.3	4.8	369.0	
D13	4.4	0.9	0.2	19.8	4.8	329.0	

注：※表示依据界值法，该指标需被删除。△表示综合系数较低，该指标需被删除。□表示等级和较低，该指标需被删除。♯表示新加入或被修订的指标。

（3）确定指标体系权重。

经过两轮专家咨询，本研究构建的慢性病分级管理评价指标体系包括4个一级指标、13个二级指标和28个三级指标。且在第二轮中，专家对各指标的重要程度进行了评分，依据公式21可计算其权重（表2-14）。

$$W_j = \frac{X_j}{\sum_{j=1}^{n} X_j} \qquad \text{公式21}$$

式中，X_j表示第j指标重要程度的专家评分均值。

结果显示，在一级指标中，权重由高到低依次为"C体系服务质量""B体系管理能力""D体系运行稳定性""A体系结构特征"，其权重分别是0.32、0.25、0.24和0.19。

就二级指标而言，"D1合作的长期性"被专家赋予最高的权重（0.24），其次是"B3协同能力"（0.09）、"C4总体服务质量"（0.09）、"C2慢性病高危人群'三早'管理"（0.08）、"C3慢性病患者规范化管理"（0.08）、"B2激活能力"（0.08）和"B1设计能力"（0.08）；而权重系数较低的五个指标分别为"A4体系强度"（0.04）、"A1体系类型"（0.04）、"A2治理基础"（0.04）、"A6体系中心度"（0.04）和"A3体系规模"（0.03）。

表 2-14 慢性病分级管理评价体系指标权重

一级指标	权重	二级指标	权重	三级指标	权重
A 体系结构特征	0.19	A1 体系类型	0.04	A11	0.02
				A12	0.02
		A2 治理基础	0.04	A21	0.02
				A22	0.01
				A23	0.01
		A3 体系规模	0.03	A31	0.03
		A4 体系强度	0.04	A42	0.02
				A43	0.02
		A6 体系中心度	0.04	A61	0.04
B 体系管理能力	0.25	B1 设计能力	0.08	B11	0.04
				B12	0.04
		B2 激活能力	0.08	B21	0.04
				B22	0.04
		B3 协同能力	0.09	B31	0.02
				B32	0.02
				B33	0.02
				B34	0.02
				B35	0.01
C 体系服务质量	0.32	C1 一般人群危险因素控制	0.07	C11	0.04
				C12	0.03
		C2 慢性病高危人群"三早"管理	0.08	C21	0.05
				C22	0.03
		C3 慢性病患者规范化管理	0.08	C31	0.05
				C32	0.03
		C4 总体服务质量	0.09	C41	0.09
D 体系运行稳定性	0.24	D1 合作的长期性	0.24	D11	0.08
				D12	0.08
				D13	0.08
合计	1.00	—	1.00	—	1.00

5. 最终形成的三级指标体系

经过上述两轮专家咨询，本研究形成的条目见表 2-15。在此基础上，本研究构建了相应的调查问卷。当对各类慢性病分级管理体系的调查对象进行问卷调查后，研究人员可根据调查对象的填答情况进行赋值，加权后的分值可以在一定程度上评价被调查的慢性病分级管理体系的运行情况，也可以分析不同维度之间的关联，为评价慢性病分级管理体系的管理效果提供依据。

表 2-15 慢性病分级管理评价体系指标

一级指标	二级指标	三级指标	选项设置
A 体系结构特征	A1 体系类型	A11：您所在的机构属于下列哪种性质？	①公立三级医疗机构 ②公立二级医疗机构 ③公立基层医疗机构 ④疾病预防控制中心 ⑤私立医疗机构（级别_____） ⑥医药公司 ⑦高校/科研机构 ⑧卫生行政部门 ⑨其他（请详述_____）
		A12：如果将与您有密切合作的所有机构视为一个慢性病分级管理体系，您觉得它的结构属于下列哪种？（可多选）	①以传统行政管理体系为主 ②以行政+纵向医联体/医共体为主 ③以行政+专科医联体为主 ④其他（请详述_____）
	A2 治理基础	A21：您所在的慢性病分级管理体系所提供的服务在多大程度上体现了"以人为本"的宗旨？	①非常低 ②比较低 ③一般 ④比较高 ⑤非常高
		A22：您所在的慢性病分级管理体系是否构建了多方协商机制？	①是 ②否（跳至 A23）
		A22-1：建立了哪些多方协商机制？（可多选）	①合作愿景 ②冲突处理 ③信息共享 ④利益分配 ⑤激励机制 ⑥其他（请详述_____）
		A23：您所在的慢性病分级管理体系是否建立了信息共享或沟通合作平台？	①是 ②否（跳至 A31）
		A23-1：建立信息共享或沟通合作平台的形式如何？（可多选）	①微信、QQ 群或其他类似功能的办公 APP ②体系内办公自动化（OA）系统 ③双向转诊系统 ④共享医院信息系统（HIS） ⑤其他（请详述_____）

一级指标	二级指标	三级指标	选项设置
A 体系结构特征	A3 体系规模	A31：与您所在的机构有密切合作的慢性病管理机构有几家？	①1 家 ②2 家 ③3 家 ④4 家 ⑤≥5 家
		A31－1：与您所在的机构有密切合作的其他慢性病管理机构有哪些？（可多选）	①公立三级医疗机构 ②公立二级医疗机构 ③公立基层医疗机构 ④疾病预防控制中心 ⑤私立医疗机构 ⑥医药公司 ⑦高校/科研机构 ⑧卫生行政部门 ⑨其他（请详述_____）
	A4 体系强度	A42：其他慢性病管理机构与您所在的机构维持合作的最长时间是几年？	①1 年以下 ②1～3 年 ③4～6 年 ④7～9 年 ⑤10 年及以上
		A43：您所在的机构对合作单位的信任程度如何？	①非常低 ②比较低 ③一般 ④比较高 ⑤非常高
	A6 体系中心度	A61：您所在的机构在慢性病分级管理中发挥作用的重要程度如何？	①不重要 ②较不重要 ③一般 ④比较重要 ⑤重要
B 体系管理能力	B1 设计能力	B11：慢性病分级管理体系中，基层医疗机构在管理决策中的参与程度如何？	①非常低 ②比较低 ③一般 ④比较高 ⑤非常高
		B12：您认为您所在的慢性病分级管理体系的辖区综合诊断能力如何？	①非常弱 ②较弱 ③一般 ④较强 ⑤非常强

续表2-15

一级指标	二级指标	三级指标	选项设置
B体系管理能力	B2 激活能力	B21：合作单位对"价值理念、差异性资源互补、良好的口碑、专业知识和技能"等方面的综合认可度如何？	①非常不认可 ②较不认可 ③一般 ④较认可 ⑤非常认可
		B22：总体而言，您所在的慢性病分级管理体系所具有的因素（资金支持、行政权威、人力、技术资源等）能在多大程度上促进各机构参与合作？	①非常弱 ②较弱 ③一般 ④较强 ⑤非常强
	B3 协同能力	B31：您所在的机构和合作单位是否存在"利益分配不合理、关键信息难以共享"等方面的冲突？	①是 ②否（跳至 B32）
		B31-1：在遇到上述冲突时，您所在的机构可以有效沟通或协调的程度如何？	①非常弱 ②较弱 ③一般 ④较强 ⑤非常强
		B32：您所在的机构与合作单位实现慢性病关键信息共享的程度如何？	①非常弱 ②较弱 ③一般 ④较强 ⑤非常强
		B33：慢性病分级管理体系中，合作单位的配合程度如何？	①非常弱 ②较弱 ③一般 ④较强 ⑤非常强
		B34：您所在的慢性病分级管理体系内部实现远程医疗的程度如何？	①非常低 ②比较低 ③一般 ④比较高 ⑤非常高
		B35：慢性病分级管理体系对双向转诊的综合支持程度如何？	①非常弱 ②较弱 ③一般 ④较强 ⑤非常强
		B35-1：慢性病分级管理体系在以下哪些方面对双向转诊给予了支持？（可多选）	①机制 ②设施设备 ③人力资源配置 ④绿色通道 ⑤无 ⑥其他（请详述_____）

一级指标	二级指标	三级指标	选项设置
C 体系服务质量	C1 一般人群危险因素控制	C11：在一般人群危险因素控制管理中，您所在的机构与合作单位合作开展了哪些工作？（可多选）	①筛查 ②随访评估 ③健康教育 ④技术指导 ⑤其他（请详述_____） ⑥未开展相关工作（跳至C21）
		C12：您所在的机构的一般人群危险因素控制指标是否达到绩效考核目标？	①是 ②否 ③不知道
	C2 慢性病高危人群"三早"管理	C21：在高危人群管理中，您所在的机构与其他机构合作开展了哪些工作？（可多选）	①筛查 ②随访评估 ③健康教育 ④分类干预 ⑤健康体检 ⑥其他（请详述_____） ⑦未开展相关工作（跳至C31）
		C22：您所在的机构的高危人群"三早"管理指标是否达到绩效考核目标？	①是 ②否 ③不知道
	C3 慢性病患者规范化管理	C31：在慢性病患者规范化管理中，您所在的机构与其他机构合作开展了哪些工作？	①筛查 ②随访评估 ③健康教育 ④分类干预 ⑤健康体检 ⑥并发症治疗 ⑦其他（请详述_____） ⑧未开展相关工作（跳至D11）
		C32：过去的一年，您所在的机构的慢性病患者规范化管理率是否达到绩效考核目标？	①是 ②否 ③不知道
	C4 总体服务质量	C41：与其他机构合作时，您所在的机构能在多大程度上满足服务对象的健康需要？	①非常低 ②比较低 ③一般 ④比较高 ⑤非常高

一级指标	二级指标	三级指标	选项设置
D体系运行稳定性	D1合作的长期性	D11：您认为，到目前为止，您所在的机构与合作单位之间的慢性病管理合作的持久性如何？	①非常短暂 ②较短暂 ③一般 ④较持久 ⑤非常持久
		D12：在慢性病分级管理中，您所在的机构与合作单位联系的稳固程度如何？	①非常不稳固 ②较不稳固 ③一般 ④较稳固 ⑤非常稳固
		D13：您认为，未来的五年，您所在的机构与合作单位继续保持慢性病管理合作关系的可能性有多大？	①非常小 ②较小 ③一般 ④较大 ⑤非常大

（三）讨论

1. 质量控制

本研究通过过程和结果控制手段，试图提升指标体系构建的质量。首先，多学科研究小组广泛地检索和深入学习相关文献，在一定程度上保证了指标体系初筛的广度和深度；其次，在开展专家咨询的过程中，本研究遴选的专家在慢性病科研、管理、服务等领域的各级机构中工作，具有多年实践经验且积极配合调研，这极大地保障了指标体系构建的质量；最后，通过内部一致性检验、表面和内容效度的评估，本研究对指标体系的构建进行了有效的质量控制。

2. 纳入指标

从理论上讲，慢性病分级管理的核心在于：在不同级别、具有明确分工及合作关系的组织体系中，其服务提供者为服务对象（包括一般人群、高危人群和慢性病患者）提供"以人为本"的慢性病预防与控制管理服务。从管理学的视角看，慢性病分级管理本质上是其组织体系功能的实现。因此，本研究将"慢性病分级管理评价"对应体系功能实施的"效果、公平和效率"三个经典评估维度。

基于以上的理论思考，本研究的一级指标包括"体系结构特征""体系管理能力""体系服务质量""体系运行稳定性"四个维度，并开发了相应的二级指标和三级指标。

3. 权重赋值

在对慢性病分级管理进行评价时，专家普遍认为其服务质量是最值得关注的。在分级诊疗背景下，慢性病管理归根到底仍要落实在服务中，体现在服务质量上。就服务内容而言，相对于一般人群危险因素控制，高危人群和慢性病患者管理被视为更为重要的评价维度，这与慢性病管理面临的挑战密切相关，也是当前工作的重点。

慢性病分级管理功能的实现，不仅依赖于各级各类相关机构的服务能力，也与体系的管理能力密不可分。慢性病分级管理中，具有体系管理者身份的机构或部门，如何基于慢性病分级管理的目标，制定有效的机制以保证慢性病管理的顺利开展？在设计、激活、运行等环节中实施有效管理的能力如何？以上因素均在很大程度上影响慢性病分级管理的实施效果、公平乃至效率。

值得一提的是，无论是纵向医联体/医共体，还是其他形式的慢性病分级管理体系，慢性病分级管理体系运行的稳定性均不可忽视。机构间在慢性病管理三环节中，以及双向转诊、远程医疗、信息共享等领域是否整合协调、上下联动、衔接互补？机构间友好的合作关系是否通过有效的机制来维持？合作关系持续的时间、联系的稳固性、更替频率以及保持合作关系的可能性如何？这些因素影响慢性病分级管理的阶段性结果，也影响其可持续发展。

相对而言，"体系结构特征"被认为是权重较低的评价维度。研究人员曾假设"体系结构特征"为较重要的评价维度，但其较低的权重表明专家咨询调整了评价的重点。与此同时，慢性病分级管理体系与"以人为本"理念的融合程度值得关注，否则体系的功能难以实现。

（四）小结

经过两轮专家咨询后，本研究产出了 4 个一级指标、13 个二级指标、28 个三级指标。指标体系具有较好的内部一致性，表面效度和内容效度均较好，结构效度则待形成问卷后，开展实证评估进一步验证。

三、慢性病分级管理体系运行现状

在上述评价指标体系的基础上，本研究形成了《慢性病分级管理现状调查问卷》。在我国东部、中部和西部地区分别抽取 1 个省（山东省、湖北省和四川省），应用方便抽样的方法，每省抽取 5 个三级医疗机构、10 个区县级医疗机构和 20 个基层医疗机构，以各机构中直接参与慢性病分级管理工作的卫生服务提供者和管理人员作为调查对象，调查其所在体系的运行现状。本研究共计调查 245 人，回收有效问卷 217 份，有效问卷回收率为 88.6%。下文在问卷信度、效度检验的基础上，重点阐述被调查机构的慢性病分级管理体系结构特征、体系管理能力、体系服务质量三维度的运行现状，上述三维度的统计学差异，以及不同类型的慢性病分级管理体系，以期为相关政策的制定提供依据。

（一）问卷信度、效度检验

表 2—16 显示了《慢性病分级管理现状调查问卷》的信度、效度检验结果。其中，体系结构特征、体系管理能力、体系服务质量和体系运行稳定性四个维度的 Cronbach's α 系数分别为 0.611、0.732、0.604 和 0.883，总体 Cronbach's α 系数为 0.746，表明该问卷具有较好的信度。四个维度的 KMO 统计量分别为 0.804、0.790、0.685 和 0.732，总体 KMO 统计量为 0.870，提示该问卷具有较好的结构效度。此外，该量表已被证明具有较好的表面效度和内容效度（参见慢性病分级管理评价指标体系构建部分）。

表 2—16　量表信度、效度检验

量表各维度	内部一致性	结构效度	
	Cronbach's α 系数	KMO 统计量	Bartlett 球形检验显著性
维度 1：体系结构特征	0.611	0.804	<0.001
维度 2：体系管理能力	0.732	0.790	<0.001
维度 3：体系服务质量	0.604	0.685	<0.001
维度 4：体系运行稳定性	0.883	0.732	<0.001
总量表	0.746	0.870	<0.001

（二）慢性病分级管理体系结构特征维度评价

1. 体系类型

调查对象所在的慢性病分级管理体系，以传统行政管理体系为主者占 13.4%，以行政+纵向医联体/医共体为主者占 33.6%，以行政+专科医联体为主者占 26.3%，至少上述三种结构混合者（简称混合型）占 26.7%（图 2—4）。可见，调查对象所在慢性病管理体系中，单纯以传统行政管理体系为主者已占比很少，更多的机构正在尝试行政管理结合纵向或横向组织的专业性合作模式。

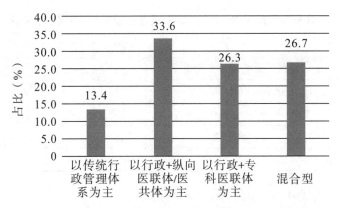

图 2—4　调查对象所在慢性病分级管理体系结构类型

2. 治理基础

（1）建立多方协商机制的情况。

平均而言，44.4%的调查对象所在的慢性病分级管理体系建立了多方协商机制。其中，65.0%的体系建立了合作愿景，58.1%的体系建立了信息共享机制，24.9%的体系建立了促进机构间合作的激励机制，20.3%的体系建立了利益分配机制，19.8%的体系建立了冲突处理机制（图 2—5）。可见，我国慢性病分级管理体系的多方协商机制建设逐渐得到重视，部分机制已构建。但作为分级管理体系的关键性机制，信息共享和利益分配机制的建设力度不足，尤其是利益分配机制的建设应引起足够重视。

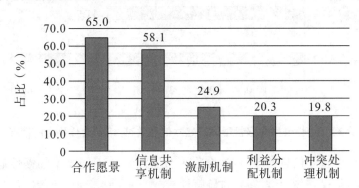

图 2—5　慢性病分级管理体系建立多方协商机制的情况

就"是否建立多方协商机制"而言，不同类型的慢性病分级管理体系之间存在统计学意义的显著性差异（$\chi^2 = 8.758$，$P = 0.033$），见表 2—17。其中，混合型体系建立多方协商机制的比重最高，其次是以行政＋纵向医联体/医共体为主或以行政＋专科医联体为主的慢性病分级管理体系，建立多方协商机制的比重最低的是以传统行政管理体系为主者。

表 2-17　不同类型慢性病分级管理体系是否建立多方协商机制的差异性检验

		①是	②否	χ^2	P 值
体系类型	以传统行政管理体系为主	14	15		
	以行政+纵向医联体/医共体为主	51	22		
	以行政+专科医联体为主	39	18	8.758	0.033
	混合型	46	12		
合计		150	67		

（2）建立信息共享/沟通合作平台的情况。

70.05%的调查对象所在慢性病分级管理体系建立了信息共享/沟通合作平台。信息共享/沟通合作平台主要有 QQ、微信等 APP（占比 59.9%）、双向转诊系统（占比 41.9%）、OA 系统（占比 21.2%）及共享 HIS（占比 13.4%）等（图 2-6）。可见，非正式途径沟通平台在慢性病分级管理体系中仍扮演着较为重要的角色，但正式途径的沟通平台建设仍任重而道远。

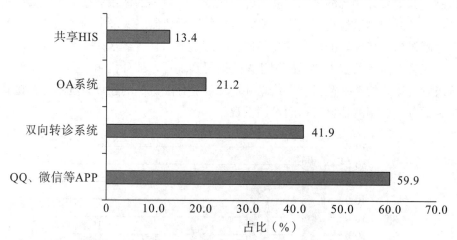

图 2-6　慢性病分级管理体系建立信息共享/沟通合作平台的情况

就"是否建立信息共享/沟通合作平台"而言，不同类型的慢性病分级管理体系之间不存在统计学意义的显著性差异（$\chi^2 = 4.590$，$P = 0.204$），见表 2-18。

表 2-18 不同类型慢性病分级管理体系是否建立信息共享/沟通合作平台的差异性检验

体系类型		①是	②否	χ^2	P 值
	以传统行政管理体系为主	18	11		
	以行政+纵向医联体/医共体为主	52	21		
	以行政+专科医联体为主	36	21	4.590	0.204
	混合型	46	12		
合计		152	65		

（3）慢性病分级管理体系服务体现"以人为本"的程度。

本研究对"慢性病分级管理体系服务体现'以人为本'的程度"进行主观评价（测量使用 Likert 5 分制计分标准，1 分=低、2 分=比较低、3 分=一般、4 分=比较高、5 分=高，得分越高，代表体系服务体现"以人为本"的程度越高）。总体而言，各类型的慢性病分级管理体系服务体现"以人为本"的程度尚可（均值 3.62±0.802）。其中，混合型该指标的得分最高（均值 3.84±0.790），其次是以行政+专科医联体为主者（均值 3.68±0.686）和以行政+纵向医联体/医共体为主者（均值 3.60±0.721），得分最低的是以传统行政管理体系为主者（均值 3.10±1.012）。不同类型的慢性病分级管理体系之间存在统计学意义的显著性差异（$F=6.056$，$P=0.001$），见表 2-19。

表 2-19 慢性病分级管理体系服务体现"以人为本"的程度单因素方差分析

		平方和	df	均方	F	显著性
组间		10.925	3.000	3.642	6.056	0.001
组内	（组合）	127.303	128.088	213.000	0.601	—
总计		134.111	139.014	216.000	—	—

3. 体系规模

（1）密切合作的机构数。

在慢性病分级管理体系中，与调查对象密切合作的慢性病管理机构数量仅有 1 家者占比 29%，有 2 家者占比 24%，有 3 家者占比 23%，4 家及以上者占比 24%（图 2-7）。可见，慢性病分级管理体系内部已经存在着较为广泛的机构间合作。

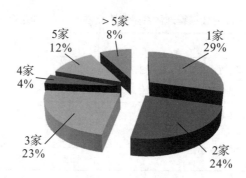

图 2—7　与调查对象密切合作的慢性病管理机构数量

（2）与调查对象密切合作的机构类型。

与调查对象密切合作的机构中，占比从高到低排序，最高的前三位分别为公立三级医疗机构（占 55.3%）、公立二级医疗机构（占 47.0%）和公立基层医疗机构（占 41.9%），疾病预防控制中心占比位居第四位（37.8%），位居第五至第八位的为卫生行政部门（23.0%）、高校/科研机构（13.4%）、医药公司（11.1%）和私立医疗机构（8.3%）（图 2—8）。这提示：慢性病分级管理体系内部的合作，更多是在公立医疗服务机构间开展，且公立三级医疗机构在合作中扮演重要角色；私立医疗机构在慢性病分级管理体系中已开始起到一定的作用，但对于缓解公立医疗机构慢性病分级管理压力而言，仍存在很大提升空间。

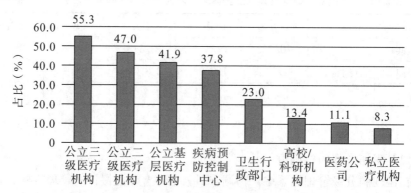

图 2—8　与调查对象密切合作的机构类型占比

4. 体系强度

（1）体系内机构间密切合作的时长。

体系内机构间密切合作的最长时间在 1 年以下者占 13%，1～3 年者占 44%，4～6 年者占 26%，7 年及以上者占 17%（图 2—9）。这提示：慢性病分级管理体系内部各机构间的合作已具有一定程度的稳定性。

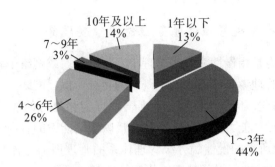

图 2-9　体系内其他机构与调查对象密切合作的最长时间

（2）体系内机构间的信任程度。

就体系内机构间的信任程度而言，总体情况尚可（均值 3.640±0.834）。得分最低的是以传统行政管理体系为主者（均值 3.450±1.121），其次是以行政＋纵向医联体/医共体为主者（均值 3.490±0.748）和以行政＋专科医联体为主者（均值 3.720±0.675），得分最高的是混合型（均值 3.830±0.881）。但不同类型的慢性病分级管理体系之间不存在统计学意义的显著性差异（$F=2.462$，$P=0.064$），见表 2-20。

表 2-20　体系内机构间的信任程度的单因素方差分析

		平方和	df	均方	F	显著性
组间		5.036	3.000	1.679	2.462	0.064
组内	（组合）	115.385	145.204	213.000	0.682	—
总计		121.281	150.240	216.000	—	—

5. 体系中心度

就体系中心度而言，总体情况尚可（均值 3.710±0.820）。得分最低的是以传统行政管理体系为主者（均值 3.280±0.960），其次是以行政＋专科医联体为主者（均值 3.610±0.648）和以行政＋纵向医联体/医共体为主者（均值 3.750±0.878），得分最高的是混合型（均值 3.950±0.736）。且不同类型的慢性病分级管理体系之间存在统计学意义的显著性差异（$F=4.926$，$P=0.002$），见表 2-21。

表 2-21　体系中心度的单因素方差分析

		平方和	df	均方	F	显著性
组间		9.416	3.000	3.139	4.926	0.002
组内	（组合）	115.385	135.708	213.000	0.637	—
总计		121.281	145.124	216.000	—	—

（三）慢性病分级管理体系管理能力维度评价

体系管理能力是指慢性病分级管理中，行政部门或网络中较高级别的服务机构凭借其网络管理者身份，为实现既定的目标，保证网络全过程顺利而在设计、激活、运行等各环节中实施一系列管理行为和技巧的能力总和。总体而言，无论是反映设计能力、激活能力还是反映协同能力的各项指标均数多高于3，说明调查对象所在的慢性病分级管理体系的管理能力总体尚可（测量使用Likert 5 分制计分标准，得分越高，代表管理能力越好）。

1. 设计能力

（1）体系内基层单位参与决策的程度。

就体系内基层单位参与决策的程度而言，总体情况一般（均值 3.240±0.950）。得分最低的是以传统行政管理体系为主者（均值 2.720±1.131），其次是以行政+纵向医联体/医共体为主者（均值 3.210±0.957）和以行政+专科医联体为主者（均值 3.260±0.791），得分最高的是混合型（均值 3.500±0.903）。不同类型的慢性病分级管理体系之间存在统计学意义的显著性差异（$F=4.552$，$P=0.004$），见表 2-22。

表 2-22　体系内基层单位参与决策程度的单因素方差分析

		平方和	df	均方	F	显著性
组间		11.750	3.000	3.917	4.552	0.004
组内	（组合）	115.385	183.264	213.000	0.860	—
总计		121.281	195.014	216.000	—	—

（2）提升辖区综合诊断能力的程度。

就提升辖区综合诊断能力的程度而言，总体情况一般（均值 3.480±0.788）。得分最低的是以传统行政管理体系为主者（均值 3.14±10.060），其次是以行政+纵向医联体/医共体为主者（均值 3.470±0.747）和以行政+专科医联体为主者（均值 3.560±0.598），得分最高的是混合型（均值 3.590±0.817）。不同类型的慢性病分级管理体系之间不存在统计学意义的显著性差异（$F=2.430$，$P=0.066$），见表 2-23。

表 2-23 提升辖区综合诊断能力程度的单因素方差分析

		平方和	df	均方	F	显著性
组间		4.440	3.000	1.480	2.430	0.066
组内	(组合)	115.385	129.717	213.000	0.609	—
总计		121.281	134.157	216.000	—	—

2. 激活能力

(1) 体系内合作单位的综合认可度。

就体系内合作单位的综合认可度而言,总体情况尚可(均值 3.710±0.812)。得分最低的是以传统行政管理体系为主者(均值 3.310±0.930),其次是以行政+纵向医联体/医共体为主者(均值 3.700±0.776)和以行政+专科医联体为主者(均值 3.720±0.750),得分最高的是混合型(均值 3.930±0.792)。不同类型的慢性病分级管理体系之间存在统计学意义的显著性差异($F=3.937$,$P=0.009$),见表 2-24。

表 2-24 体系内合作单位综合认可度的单因素方差分析

		平方和	df	均方	F	显著性
组间		7.476	3.000	2.492	3.937	0.009
组内	(组合)	115.385	134.810	213.000	0.633	—
总计		121.281	142.286	216.000	—	—

(2) 体系促进机构参与合作的程度。

就体系促进机构参与合作的程度而言,总体情况一般(均值 3.250±0.802)。得分最低的是以传统行政管理体系为主者(均值 2.970±0.906),其次是以行政+专科医联体为主者(均值 3.180±0.735)和以行政+纵向医联体/医共体为主者(均值 3.210±0.781),得分最高的是混合型(均值 3.530±0.777)。不同类型的慢性病分级管理体系之间存在统计学意义的显著性差异($F=4.048$,$P=0.008$),见表 2-25。

表 2-25 体系促进机构参与合作程度的单因素方差分析

		平方和	df	均方	F	显著性
组间		7.500	3.000	2.500	4.048	0.008
组内	(组合)	115.385	131.560	213.000	0.618	—
总计		121.281	139.060	216.000	—	—

3．协同能力

（1）体系内合作单位的配合程度。

就体系内合作单位的配合程度而言，总体情况一般（均值 3.430±
0.749）。得分最低的是以传统行政管理体系为主者（均值 3.070±0.923），其
次是以行政＋专科医联体为主者（均值 3.420±0.680）和以行政＋纵向医联体
／医共体为主者（均值 3.440±0.707），得分最高的是混合型（均值 3.620±
0.721）。不同类型的慢性病分级管理体系之间存在统计学意义的显著性差异
（$F=3.628$，$P=0.014$），见表 2-26。

表 2-26　体系内合作单位配合程度的单因素方差分析

		平方和	df	均方	F	显著性
组间		5.897	3.000	1.966	3.628	0.014
组内	（组合）	115.385	213.000	0.542	—	—
总计		121.281	216.000	—	—	—

（2）体系内有效管理冲突的程度。

就体系内有效管理冲突的程度而言，总体情况一般（均值 3.060±
0.791）。得分最低的是以传统行政管理体系为主者（均值 2.670±0.707），其
次是以行政＋专科医联体为主者（均值 2.950±0.621）和以行政＋纵向医联体
／医共体为主者（均值 3.190±0.873），得分最高的是混合型（均值 3.140±
0.834）。不同类型的慢性病分级管理体系之间不存在统计学意义的显著性差异
（$F=1.244$，$P=0.299$），见表 2-27。

表 2-27　体系内有效管理冲突程度的单因素方差分析

		平方和	df	均方	F	显著性
组间		2.316	3.000	0.772	1.244	0.299
组内	（组合）	115.385	48.380	78.000	0.620	
总计		121.281	50.695	81.000	—	—

（3）体系内实现信息共享的程度。

就体系内实现信息共享的程度而言，总体情况一般（均值 3.180±
0.977）。得分最低的是以传统行政管理体系为主者（均值 2.860±1.093），其
次是以行政＋纵向医联体／医共体为主者（均值 3.100±0.960）和以行政＋专
科医联体为主者（均值 3.160±0.996），得分最高的是混合型（均值 3.470±
0.863）。不同类型的慢性病分级管理体系之间存在统计学意义的显著性差异
（$F=2.945$，$P=0.034$），见表 2-28。

表 2−28　体系内实现信息共享程度的单因素方差分析

		平方和	df	均方	F	显著性
组间		8.204	3.000	2.735	2.945	0.034
组内	（组合）	115.385	197.787	213.000	0.929	—
总计		121.281	205.991	216.000	—	—

（4）体系内实现远程医疗的程度。

就体系内实现远程医疗的程度而言，总体情况一般（均值 2.840±1.012）。得分最低的是以传统行政管理体系为主者（均值 2.550±1.152），其次是以行政＋纵向医联体/医共体为主者（均值 2.700±1.009）和以行政＋专科医联体为主者（均值 2.860±0.895），得分最高的是混合型（均值 3.140±0.999）。不同类型的慢性病分级管理体系之间存在统计学意义的显著性差异（$F=3.023$，$P=0.031$），见表 2−29。

表 2−29　体系内实现远程医疗程度的单因素方差分析

		平方和	df	均方	F	显著性
组间		9.039	3.000	3.013	3.023	0.031
组内	（组合）	115.385	212.316	213.000	0.997	—
总计		121.281	221.355	216.000	—	—

（5）体系对双向转诊的综合支持程度。

就体系对双向转诊的综合支持程度而言，总体情况一般（均值 3.290±0.830）。得分最低的是以传统行政管理体系为主者（均值 2.930±0.998），其次是以行政＋专科医联体为主者（均值 3.230±0.732）和以行政＋纵向医联体/医共体为主者（均值 3.290±0.808），得分最高的是混合型（均值 3.530±0.799）。不同类型的慢性病分级管理体系之间存在统计学意义的显著性差异（$F=3.730$，$P=0.012$），见表 2−30。

表 2−30　体系对双向转诊综合支持程度的单因素方差分析

		平方和	df	均方	F	显著性
组间		7.423	3.000	2.474	3.730	0.012
组内	（组合）	115.385	141.287	213.000	0.663	—
总计		121.281	148.710	216.000	—	—

就双向转诊必要的资源配置而言，42.4％的调查对象所在的慢性病分级管理体系配套了必要的双向转诊设施设备，52.5％的调查对象对双向转诊必要的

人力资源进行了配置，76.5%建立了双向转诊的绿色通道。由此可见，调查对象所在的慢性病分级管理体系较为注重双向转诊的建设，相当比例的体系内部已经"打通了"双向转诊的通道。

就双向转诊的必要设施设备配置而言，不同类型的慢性病分级管理体系之间存在统计学意义的显著性差异（$\chi^2=10.933$，$P=0.012$），见表2-31。

表2-31 双向转诊的必要设施设备配置的差异性检验

		①是	②否	χ^2	P 值
体系类型	以传统行政管理体系为主	11	18		
	以行政+纵向医联体/医共体为主	24	49		
	以行政+专科医联体为主	22	35	10.933	0.012
	混合型	35	23		
	合计	92	125		

就双向转诊的人力资源配置而言，不同类型的慢性病分级管理体系之间不存在统计学意义的显著性差异（$\chi^2=5.732$，$P=0.125$），见表2-32。

表2-32 双向转诊的人力资源配置的差异性检验

		①是	②否	χ^2	P 值
体系类型	以传统行政管理体系为主	11	18		
	以行政+纵向医联体/医共体为主	36	37		
	以行政+专科医联体为主	30	27	5.732	0.125
	混合型	37	21		
	合计	114	103		

就双向转诊的绿色通道建设而言，不同类型的慢病管理体系之间不存在统计学意义的显著性差异（$\chi^2=6.612$，$P=0.085$），见表2-33。

表2-33 双向转诊绿色通道建设的差异性检验

		①是	②否	χ^2	P 值
体系类型	以传统行政管理体系为主	17	12		
	以行政+纵向医联体/医共体为主	56	17		
	以行政+专科医联体为主	45	12	6.612	0.085
	混合型	48	10		
	合计	166	51		

（四）慢性病分级管理体系服务质量维度评价

1. 一般人群管理

（1）体系内合作开展的项目。

调查对象所在的慢性病分级管理体系内，99.1％合作开展了一般人群危险因素控制服务。其中，一般人群慢性病防控的健康教育占比最高，达53.3％；46.7％开展了针对基层医疗机构的技术指导；46.4％合作开展了针对一般人群的随访评估服务；39.9％合作开展了一般人群疾病筛查服务（图2—10）。可见，在慢性病管理经费和人力资源有限的情况下，此次调查的各类慢性病分级管理体系已经意识到体系内部合作开展一般人群慢性病防控的重要性。

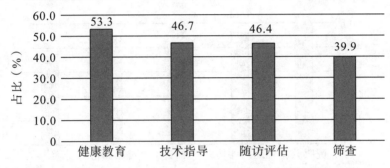

图2—10　体系内合作开展的一般人群慢性病防控项目占比

（2）是否达到绩效目标。

50.2％和43.3％的调查对象明确知晓，在过去的一年中，通过慢性病分级管理体系内部的合作，其所在的体系覆盖的一般人群慢性病相关知识知晓率和一般人群健康行为形成率达标；21.7％和24.0％的调查对象明确知晓上述两个指标未达标。另外，28.1％和32.7％的调查对象并不知晓其所在的体系覆盖的一般人群慢性病相关知识知晓率和一般人群健康行为形成率是否达标，见表2—34。

表2—34　过去的一年中，体系覆盖的一般人群慢性病管理指标是否达标

是否达标	一般人群慢性病相关知识知晓率		一般人群健康行为形成率	
	频数	百分比（％）	频数	百分比（％）
①是	109	50.2	94	43.3
②否	47	21.7	52	24.0
③不知道	61	28.1	71	32.7
合计	217	100.0	217	100.0

2. 高危人群管理

(1) 体系内合作开展的项目。

调查对象所在的慢性病分级管理体系内，97.9％合作开展了高危人群慢性病防控服务。其中，高危人群慢性病防控相关的健康教育占比最高，达52.4％；46.2％合作开展了针对高危人群的随访评估服务；41.7％合作开展了高危人群疾病筛查服务；38.8％合作开展了针对高危人群的健康体检服务；34.6％合作开展了针对高危人群的分类干预服务（图2－11）。可见，调查的各类慢性病分级管理体系已在一定程度上将高危人群的管理落实在体系内部合作中。

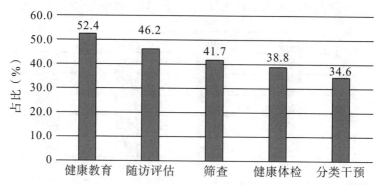

图2－11　体系内合作开展的高危人群慢性病防控项目占比

(2) 是否达到绩效目标。

在过去的一年中，通过慢性病分级管理体系内部合作，有47.9％的调查对象明确知晓其所在的体系覆盖的高危人群慢性病防控指标达到绩效考核要求，19.4％的调查对象明确知晓该指标未达标，另有32.7％的调查对象并不知晓该指标的达标情况，见表2－35。

表2－35　过去的一年中，体系覆盖的高危人群慢性病防控指标是否达标

是否达标	频数	百分比（％）	累积百分比（％）
①是	104	47.9	48.8
②否	42	19.4	68.2
③不知道	71	32.7	100.0
合计	217	100.0	—

3. 患者规范化管理

(1) 体系内合作开展的项目。

调查对象所在的慢性病分级管理体系内，97.9％合作开展了慢性病患者规范化管理服务。其中，针对慢性病患者的健康教育占比最高，达 52.7%，47.3%合作开展了针对慢性病患者的随访评估服务，42.0%合作开展了慢性病患者的筛查服务，37.3%合作开展了针对慢性病患者的健康体检服务，33.7%合作开展了针对慢性病患者的分类干预服务，32.2%合作开展了针对慢性病患者的合并症治疗服务（图 2-12）。

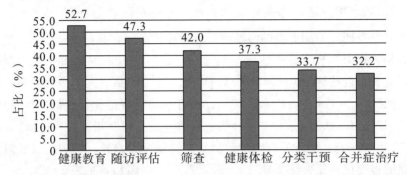

图 2-12　体系内合作开展的慢性病患者规范管理项目占比

（2）是否达到绩效目标。

就慢性病患者规范化管理指标而言，有 51.6%的调查对象明确知晓过去一年的该指标达标，有 17.1%的调查对象明确知晓该指标未达标。就慢性病患者重点疾病控制指标而言，有 49.8%的调查对象明确知晓过去一年的该指标达标，有 15.7%的调查对象明确知晓该指标未达标。此外，31.3%和34.6%的调查对象并不知晓其慢性病患者规范化管理指标和慢性病患者重点疾病控制指标的完成情况（表 2-36）。

表 2-36　过去一年中，体系覆盖的慢性病患者管理指标是否达标

是否达标	慢性病患者规范化管理指标		慢性病患者重点疾病控制指标	
	频数	百分比（%）	频数	百分比（%）
①是	112	51.6	108	49.8
②否	37	17.1	34	15.7
③不知道	68	31.3	75	34.5
合计	217	100.0	217	100.0

4. 满足服务对象健康需要的程度

调查对象对满足服务对象健康需要的程度进行主观评价（测量使用 Likert 5 分制计分标准，1 分=低、2 分=比较低、3 分=一般、4 分=比较高、5 分=高。得分越高，代表满足服务对象健康需要的程度越好）。总体而言，各类型

体系的慢性病分级管理服务对服务对象健康需求的满足程度尚可（均值3.530±0.788）。具体而言，得分最低的是以传统行政管理体系为主者（均值3.100±1.047），以行政＋专科医联体为主者得分（均值3.630±0.616）仍略高于以行政＋纵向医联体/医共体为主者（均值3.510±0.766），得分最高的是混合型（均值3.660±0.762）。

5. 不同类型慢性病分级管理体系服务质量的差异性分析

本研究发现，不同类型的慢性病分级管理体系间，其过去一年"一般人群慢性病相关知识知晓率是否达标"（$\chi^2=7.184$，$P=0.304$）、"一般人群健康行为形成率是否达标"（$\chi^2=7.604$，$P=0.269$）、"高危人群慢性病防控指标是否达标"（$\chi^2=7.611$，$P=0.267$）、"慢性病患者规范化管理指标是否达标"（$\chi^2=2.731$，$P=0.842$）和"慢性病患者重点疾病控制指标是否达标"（$\chi^2=4.015$，$P=0.675$）等均不存在统计学意义的显著性差异。但满足服务对象健康需要的程度存在显著性差异（$F=3.797$，$P=0.011$），见表2-37。

表 2-37　满足服务对象健康需要的程度单因素方差分析

		平方和	df	均方	F	显著性
组间		6.808	3.000	2.269	3.797	0.011
组内	（组合）	127.303	213.000	0.598	—	—
总计		134.111	216.000	—	—	—

（五）小结

1. 慢性病分级管理体系结构特征

本研究有如下发现。①体系类型：目前，我国越来越多的医疗卫生机构正在尝试通过传统行政管理结合纵向或横向组织间专业合作的模式，开展慢性病预防与控制服务。②治理基础：体系内部逐渐重视多方协商机制的构建，但关键性机制（信息共享和利益分配机制）的建设力度不足；相比于机制建设，体系内信息平台的建设更受重视，但多以非正式途径沟通平台（如QQ、微信等）为主，正式途径沟通平台（如双向转诊系统等）建设力度不够；各类型慢性病分级管理体系服务体现"以人为本"的程度尚可。③体系规模：从密切合作的机构数来看，慢性病分级管理体系内部已经存在较为广泛的合作；这些合作更多的是在公立医疗机构间开展的，且三级医疗机构扮演重要角色。私立医疗机构虽然已经开始参与合作，但对缓解公立医疗卫生机构慢性病分级管理的压力而言，仍有很大提升空间。④体系强度：多数慢性病分级管理体系内部已经建立了较高程度的信任关系，且从体系内机构间密切合作的时长来看，体系内机构间的合作已具有一定的稳定性。⑤体系中心度：总体而言，多数机构在体系中能较好地发挥慢性病分级管理的作用。

2. 慢性病分级管理体系管理能力

体系管理能力维度有如下发现。①设计能力：无论是体系内基层医疗机构参与决策的程度，还是提升辖区综合诊断能力的程度，均表现出整体一般的状况，值得引起重视。②激活能力：总体而言，体系内合作单位间已具备较好的综合认可度，但体系促进机构参与合作的程度仍有待提升。③协同能力：体系内实现信息共享和远程医疗的程度、对双向转诊的支持程度、体系内有效管理冲突的程度及合作单位的配合度等指标，总体得分均不理想。

3. 慢性病分级管理体系服务质量

在慢性病管理经费和人力资源等有限的背景下，我国各类慢性病分级管理体系已经意识到体系内部合作开展一般人群和高危人群防控管理、慢性病患者规范化管理的重要性，并逐渐将相关的服务纳入合作范畴，但需进一步完善相应的绩效考核标准。总体而言，满足服务对象健康需要的程度尚可。但体系需关注群众慢性病分级管理服务客观需求的变化，并及时采取措施加以应对。

4. 不同类型慢性病分级管理体系评价指标的差异

在治理基础（多方协商机制、信息共享平台、服务体现"以人为本"的程度）、体系中心度（机构在体系中作用的发挥程度）、设计能力（基层单位参与决策的程度）、激活能力（合作单位的综合认可度、促进机构参与合作的程度）、协同能力（合作单位的配合程度、体系内实现信息共享的程度、体系内实现远程医疗的程度、体系对双向转诊的综合支持度）和体系服务质量（满足服务对象健康需要的程度）等维度，以传统行政管理体系为主者均表现出相应指标评分低于其他类型慢性病分级管理体系的状况。这提示：通过行政＋纵向医联体/医共体、行政＋专科医联体或混合型等模式，我国慢性病分级管理体系的治理结构更趋于完善，治理功能也得以提升，对慢性病的分级管理具有促进作用。

四、我国慢性病分级管理体系运行稳定性及影响因素

慢性病分级管理体系运行稳定性即为体系成员间合作的稳定性。对"稳定"的界定，学界认为，它并不意味着在忽略合作关系存在动态变化的前提下，而一味地追求多元主体间合作关系的长期性。本研究所涉及的"体系运行稳定性"是指在遵循一定运行机制的基础上，慢性病分级管理体系中的多元主体维持良好的合作关系，从而达到体系最优绩效的动态平衡。如果体系成员间

保持良好的、令人满意的、持续的合作关系，且体系可维持较好的效率或效率不断提升，则可认为体系运行稳定性良好。本部分在分析我国慢性病分级管理体系运行现状的基础上，进一步对该体系运行稳定性及可能的影响因素进行探讨，为分级治理优先策略的制定及机制模型的构建提供依据。

（一）体系稳定性因子分析

通过因子分析，体系运行稳定性的三个条目可降维得到 1 个成分矩阵，可解释所有变量 81.066% 的信息（表 2−38）。用因子得分系数和成分矩阵的乘积对各条目评分进行加权相加（公式 22），得到降维后的体系稳定性得分，这里称为体系运行稳定性指数（Tiered System Stability Index，TSSI）。成分矩阵及因子得分系数见表 2−39。

表 2−38　解释的总方差

成分	初始特征值			提取平方和载入		
	合计	方差（%）	累积（%）	合计	方差（%）	累积（%）
1	2.432	81.066	81.066	2.432	81.066	81.066
2	0.348	11.596	92.662	—	—	—
3	0.220	7.338	100.000	—	—	—

注：提取方法，主成分。

$$TSSI = D11 \times 0.378 \times 0.919 + D12 \times 0.374 \times 0.909 + D13 \times 0.359 \times 0.873$$

公式 22

表 2−39　成分矩阵及因子得分系数

	因子得分系数	成分矩阵
	成分 1	成分 1
D11：本机构与合作单位之间慢性病管理合作的持久性	0.378	0.919
D12：慢性病分级管理中，本机构与合作单位联系的稳固程度	0.374	0.909
D13：未来的五年，本机构与合作单位保持慢性病管理合作关系的可能性	0.359	0.873

注：提取方法，主成分；旋转法，具有 Kaiser 标准化的正交旋转法。

（二）不同类型慢性病分级管理体系 TSSI 及差异性分析

依据公式 22，计算得到调查对象对所在慢性病分级管理体系运行稳定性主观评价的 TSSI。总体而言，体系运行稳定性评分尚可（均值 3.520±

0.734）。其中，混合型的体系运行稳定性评分最高（均值 3.760±0.805）；以行政＋纵向医联体/医共体为主者（均值 3.480±0.681）和以行政＋专科医联体为主者（均值 3.460±0.626）次之；体系运行稳定性评分最低的是以传统行政管理体系为主者（均值 3.300±0.750）。且不同类型的慢性病分级管理体系之间，其 TSSI 存在统计学意义的显著性差异（$F=3.347$，$P=0.020$），见表 2-40。

表 2-40　单因素方差分析

	平方和	df	均方	F	显著性
组间	5.088	3.000	1.696	3.347	0.020
组内	107.923	213.000	0.507	—	—
总数	113.011	216.000	—	—	—

（三）体系运行稳定性的影响因素分析

为进一步探讨影响我国慢性病分级管理体系运行稳定性的因素，本研究在相关分析的基础上，以 TSSI 为因变量，以体系结构特征、体系管理能力、体系服务质量等维度的各个指标为自变量，进行多重线性回归模型拟合。

1. 相关分析

（1）体系结构特征维度。

Pearson 相关分析结果显示，慢性病分级管理体系的体系类型（$r_{A12}=0.188$，$P=0.005$）、治理基础（$r_{A21}=0.556$，$P<0.001$；$r_{A22}=0.295$，$P<0.001$；$r_{A23}=0.232$，$P<0.001$）、体系强度（$r_{A42}=0.298$，$P<0.001$；$r_{A43}=0.451$，$P<0.001$）和体系中心度（$r_{A61}=0.371$，$P<0.001$）与 TSSI 存在有统计学意义的正相关关系。指标 A12、A21、A22、A23、A42、A43、A61 可引入因变量为 TSSI 的多重线性回归模型中进行分析，见表 2-41。

表 2-41　TSSI 与体系结构特征各指标的 Pearson 相关分析

一级指标	二级指标	三级指标	r	P 值
A 体系结构特征	A1 体系类型	A12：如果将与您有密切合作的所有机构视为一个慢性病分级管理体系，您觉得它的结构属于下列哪种？（1＝以传统行政管理体系为主，2＝以行政＋纵向医联体/医共体为主，3＝以行政＋专科医联体为主，4＝混合型）	0.188	0.005
	A2 治理基础	A21：您所在的慢性病分级管理体系所提供的服务在多大程度上体现了"以人为本"的宗旨？	0.556	<0.001
		A22：您所在的慢性病分级管理体系是否构建了多方协商机制？（0＝否，1＝是）	0.295	<0.001
		A23：您所在的慢性病分级管理体系是否建立了信息共享或沟通合作平台？（0＝否，1＝是）	0.232	<0.001
	A3 体系规模	A31：与您所在的机构有密切合作的慢性病分级管理机构有几家？	0.101	0.139
	A4 体系强度	A42：其他慢性病分级管理机构与您所在的机构维持合作的最长时间是几年？	0.298	<0.001
		A43：您所在的机构对合作单位的信任程度如何？	0.451	<0.001
	A6 体系中心度	A61：您所在的机构在慢性病分级管理中发挥作用的重要程度如何？	0.371	<0.001

（2）体系管理能力维度。

Pearson 相关分析结果显示，慢性病分级管理体系的设计能力（r_{B11}＝0.556，$P<0.001$；r_{B12}＝0.493，$P<0.001$）、激活能力（r_{B21}＝0.537，$P<0.001$；r_{B22}＝0.537，$P<0.001$）和协同能力（r_{B31}＝0.233，P＝0.001；r_{B31-1}＝0.648，$P<0.001$；r_{B32}＝0.497，$P<0.001$；r_{B33}＝0.644，$P<0.001$；r_{B34}＝0.434，$P<0.001$；r_{B35}＝0.513，$P<0.001$）与其 TSSI 存在统计学意义的正相关关系。指标 B11、B12、B21、B22、B31、B31－1、B32、B33、B34、B35 可引入因变量为 TSSI 的多重线性回归模型中进行分析，见表 2-42。

表 2-42　TSSI 与体系管理能力各指标的 Pearson 相关分析

一级指标	二级指标	三级指标	r	P 值
B 体系管理能力	B1 设计能力	B11：您所在的慢性病分级管理体系中，基层医疗机构在管理决策中的参与程度如何？	0.556	<0.001
		B12：您认为您所在的慢性病分级管理体系的辖区综合诊断能力如何？	0.493	<0.001
	B2 激活能力	B21：合作单位对您所在机构的"价值理念、差异性资源互补、良好的口碑、专业知识和技能"等方面的综合认可度如何？	0.537	<0.001
		B22：总体而言，您所在的慢性病分级管理体系所具有的因素（资金支持、行政权威、人力、技术资源等）能在多大程度上促进各机构参与合作？	0.537	<0.001
	B3 协同能力	B31：您所在的机构和合作单位是否存在"利益分配不合理、关键信息难以共享"等方面的冲突？（0=是，1=否）	0.233	<0.001
		B31-1：在遇到上述冲突时，您所在的机构可以有效沟通或协调的程度如何？	0.648	<0.001
		B32：您所在的机构与合作单位实现慢性病关键信息共享的程度如何？	0.497	<0.001
		B33：您所在的慢性病分级管理体系中，合作单位的配合程度如何？	0.644	<0.001
		B34：您所在的慢性病分级管理体系内部实现远程医疗的程度如何？	0.434	<0.001
		B35：您所在的慢性病分级管理体系对双向转诊的综合支持程度如何？	0.513	<0.001

（3）体系服务质量维度。

Pearson 相关分析结果显示，慢性病分级管理体系的一般人群危险因素控制工作开展状况（$r_{C11-2}=0.139$，$P=0.041$；$r_{C11-5}=0.243$，$P<0.001$）、慢性病高危人群"三早"管理工作开展状况（$r_{C21-2}=0.197$，$P=0.004$；$r_{C21-3}=0.209$，$P=0.002$；$r_{C21-4}=0.172$，$P=0.011$；$r_{C21-5}=0.302$，$P<0.001$；$r_{C21-6}=0.246$，$P<0.001$）、慢性病患者规范化管理工作开展状况（$r_{C31-1}=0.279$，$P<0.001$；$r_{C31-2}=0.324$，$P<0.001$；$r_{C31-3}=0.260$，$P<0.001$；$r_{C31-4}=0.136$，$P=0.046$；$r_{C31-5}=0.262$，$P<0.001$；$r_{C31-6}=0.304$，$P<0.001$；$r_{C31-7}=0.231$，$P=0.001$；$r_{C32}=0.135$，$P=0.048$）及总体服务质量（$r_{C41}=0.439$，$P<0.001$）与其 TSSI 存在统计学意义的正相关关系。指标 C11-2、C11-5、C21-2、C21-3、C21-4、C21-5、C21-6、C31-1、C31-2、C31-3、C31-4、C31-5、C31-6、C31-7、C32、C41 可引入因变量为 TSSI 的多重线性回归模型中进行分析，见表 2-43。

表 2-43　慢性病分级管理体系稳定性与体系服务质量的相关分析

一级指标	二级指标	三级指标		r	P 值
C 体系服务质量	C1 一般人群危险因素控制	C11：在一般人群危险因素控制管理中，您所在的机构与合作单位合作开展了哪些工作？	C11-1 未开展：0=是，1=否	0.070	0.306
			C11-2 健康教育：0=否，1=是	0.139	0.041
			C11-3 随访评估：0=否，1=是	0.133	0.051
			C11-4 筛查：0=否，1=是	0.120	0.078
			C11-5 技术指导：0=否，1=是	0.243	<0.001
			C11-6 其他服务：0=否，1=是	0.054	0.431
		C12：您所在的机构的一般人群危险因素控制指标是否达到绩效考核目标？（0=否，1=是）		0.114	0.095
	C2 慢性病高危人群"三早"管理	C21：在高危人群管理中，您所在的机构与合作单位合作开展了哪些工作？	C21-1 未开展：0=是，1=否	0.025	0.716
			C21-2 健康教育：0=否，1=是	0.197	0.004
			C21-3 随访评估：0=否，1=是	0.209	0.002
			C21-4 筛查：0=否，1=是	0.172	0.011
			C21-5 分类干预：0=否，1=是	0.302	<0.001
			C21-6 健康体检：0=否，1=是	0.246	<0.001
			C21-7 其他服务：0=否，1=是	0.018	0.789
		C22：您所在的机构的高危人群"三早"管理指标是否达到绩效考核目标？（0=否，1=是）		0.058	0.395
	C3 慢性病患者规范化管理	C31：在慢性病患者规范化管理中，您所在的机构与合作单位合作开展了哪些工作？	C31-1 未开展：0=是，1=否	0.279	<0.001
			C31-2 健康教育：0=否，1=是	0.324	<0.001
			C31-3 随访评估：0=否，1=是	0.260	<0.001
			C31-4 筛查：0=否，1=是	0.136	0.046
			C31-5 分类干预：0=否，1=是	0.262	<0.001
			C31-6 健康体检：0=否，1=是	0.304	<0.001
			C31-7 合并症治疗：0=否，1=是	0.231	0.001
			C31-8 其他服务：0=否，1=是	0.110	0.107
		C32：过去的一年，您所在的机构的慢性病患者规范化管理率是否达到绩效考核目标？（0=否，1=是）		0.135	0.048
	C4 总体服务质量	C41：与其他机构合作，您所在的机构能在多大程度上满足服务对象的健康需要？		0.439	<0.001

2. 多重线性回归模型拟合

(1) 体系结构特征维度。

本研究应用向前引入法，以 TSSI 因子得分为 Y_1，体系结构特征维度各指标为 X_j，构建回归模型。结果显示，治理基础中的 A21 和 A22 两个指标、体系强度中的 A42 和 A43 两个指标均可纳入方程，且无容差小于或等于 0.1 或 VIF 大于或等于 10 的情况。模型 4 方程如下：

$$Y_1 = 0.401 X_{A21} + 0.121 X_{A22} + 0.192 X_{A42} + 0.208 X_{A43}$$

根据标准系数判断，A21 和 A43 对 TSSI 的影响程度较大，且 4 个因子均是 TSSI 的保护因素。

体系结构特征对体系稳定性影响的多重线性回归分析见表 2—44。

表 2—44　体系结构特征对体系稳定性影响的多重线性回归分析

模型		非标准化系数		标准系数	t	P 值	共线性统计量	
		B	标准误差	试用版			容差	VIF
4	常量	1.499	0.271		5.541	<0.001		
	A21：您所在的慢性病分级管理体系所提供的服务在多大程度上体现了"以人为本"的宗旨？	0.362	0.055	0.401	6.531	<0.001	0.737	1.357
	A22：您所在的慢性病分级管理体系是否构建了多方协商机制？(0=否,1=是)	0.189	0.087	0.121	2.188	0.030	0.907	1.102
	A42：其他慢性病分级管理机构与您所在的机构维持合作的最长时间是几年？	0.118	0.033	0.192	3.547	<0.001	0.946	1.058
	A43：您所在的机构对合作单位的信任程度如何？	0.180	0.053	0.208	3.423	0.001	0.756	1.323

注：因变量为 TSSI。

(2) 体系管理能力。

本研究应用向前引入法，以 TSSI 因子得分为 Y_2，体系管理能力维度各指标为 X_g，构建回归模型。结果显示，反映设计能力的 B11 和 B12、反映激活能力的 B21、反映协同能力的 B31−1 和 B33 等共计 5 个指标可纳入方程，且无容差小于或等于 0.1 或 VIF 大于或等于 10 的情况。模型 5 方程如下：

$$Y_2 = 0.206 X_{B11} + 0.163 X_{B12} + 0.183 X_{B21} + 0.648 X_{B31-1} + 0.323 X_{B33}$$

根据标准系数判断，B31−1、B33 和 B11 对 TSSI 的影响程度较大，且 5 个因子均是 TSSI 的保护因素。

体系管理能力对体系稳定性影响的多重线性回归分析见表 2—45。

表 2—45　体系管理能力对体系稳定性影响的多重线性回归分析

模型		非标准化系数		标准系数	t	P 值	共线性统计量	
		B	标准误差	试用版			容差	VIF
5	常量	0.819	0.195		4.202	<0.001		
	B11：您所在的慢性病分级管理体系中，基层医疗机构在管理决策中的参与程度如何？	0.157	0.050	0.206	3.126	0.002	0.542	1.845
	B12：您认为您所在的慢性病分级管理体系的辖区综合诊断能力如何？	0.149	0.055	0.163	2.708	0.007	0.653	1.531
	B21：合作单位对您所在机构的"价值理念、差异性资源互补、良好的口碑、专业知识和技能"等方面的综合认可度如何？	0.163	0.057	0.183	2.887	0.004	0.584	1.711
	B31—1：在遇冲突时，您所在的机构可以有效沟通或协调的程度如何？	0.603	0.079	0.648	7.609	<0.001	1.000	1.000
	B33：您所在的慢性病分级管理体系中，合作单位的配合程度如何？	0.312	0.072	0.323	4.355	<0.001	0.428	2.339

注：因变量为 TSSI。

（3）体系服务质量。

本研究应用向前引入法，以 TSSI 因子得分为 Y_3，体系服务质量维度各指标为 X_i，构建回归模型。结果显示，反映一般人群危险因素控制工作开展状况的 C11—5、反映慢性病患者规范化管理工作开展状况的 C31—1 和 C31—6、反映总体服务质量的 C41 等共计 4 个指标可纳入方程，且无容差小于或等于 0.1 或 VIF 大于或等于 10 的情况。模型 4 方程如下：

$$Y_3 = 0.151X_{C11-5} + 0.236X_{C31-1} + 0.155X_{C31-6} + 0.391X_{C41}$$

根据标准系数判断，C41 和 C31—1 对 TSSI 的影响程度较大，且 4 个因子均是 TSSI 的保护因素。

体系服务质量对体系稳定性影响的多重线性回归分析见表 2—46。

表 2-46　体系服务质量对体系稳定性影响的多重线性回归分析

模型		非标准化系数		标准系数	t	P 值	共线性统计量	
		B	标准误差	试用版			容差	VIF
4	常量	1.981	0.193		10.237	<0.001		
	C11-5：在一般人群危险因素控制中，您所在的机构与合作单位是否合作开展了技术指导工作？	0.245	0.096	0.151	2.558	0.011	0.923	1.084
	C31-1：在慢性病患者规范化管理中，您所在的机构与其他机构是否未合作开展相关工作？	0.964	0.237	0.236	4.065	<0.001	0.951	1.051
	C31-6：在慢性病患者规范化管理中，您所在的机构与其他机构是否合作开展了健康体检服务？	0.227	0.089	0.155	2.561	0.011	0.875	1.143
	C41：与其他机构合作，您所在的机构能在多大程度上满足服务对象的健康需要？	0.359	0.053	0.391	6.792	<0.001	0.968	1.033

注：因变量为 TSSI。

（四）讨论

总体而言，慢性病分级管理体系运行稳定性得分尚可。且网络化合作程度越高的体系，其运行稳定性的主观评分越高。

1. 体系结构特征对运行稳定性的影响

如前所述，"公共价值"是网络化治理的核心价值取向。基于"健康需要"的"以人为本"是目前学界较为公认的医疗卫生服务体系治理的核心价值所在。2015 年，WHO 提出"以人为本"一体化卫生服务模式（People-Centered and Integrated Health Care，PCIC），制定全球范围内卫生服务体系的发展战略。PCIC 以服务对象的"健康需要"为导向，通过协调，旨在整合各级各类医疗卫生资源，为人群提供全生命周期的连贯服务，其核心之一为"以人为本"。在《"健康中国 2030"规划纲要》中，我国政府也明确提出了要构建"优质、高效的整合型医疗卫生服务体系"。研究表明，在医疗卫生服务体系治理中贯彻"以人为本"的理念，不仅可以提升治理效果，还可以提升治理的公平性及效率，对服务对象个人及家庭、医疗卫生体系和社会均会产生积极的影响。这里"以人为本"理念中的"健康需要"既包括"平均的健康需要"，也包括"健康公平性需要";既涉及客观的存在状态,也涉及主观的心理感受;既受社会等环境的影响,也表现出个体差异较大的特征。

作为合作意愿产生的基础和合作的长效管理机制,信任关系的构建在慢性病分级管理体系治理中至关重要。它可以提升合作主体之间的认同,增进彼此的尊重,促进信息在组织间有效交流,使问题得到及时解决,减少冲突,降低协调成本。较好的信任关系还可促进医疗卫生资源共享,提升技术下沉的效果,使得上下转诊更顺畅,从而促进体系内分级诊疗的顺利实施。从长远来说,良好的信任关系有利于体系的可持续发展。学者 Mcallister D J 将信任分为情感信任和认知信任两类。前者强调通过关系和情感方面的交流,双方将注意力集中在合作上,防止机会主义行为的发生。后者强调在知识、技术及能力等方面,一方对另一方能达成预期目标的信心。

慢性病分级管理体系的主体已趋于多元化(不仅包括政府、各级各类医疗卫生机构,还包括广大民众),多方主体的利益需求必定错综复杂,而且各主体对利益协调的要求往往也是较高的。因此,体系的健康、可持续运行需要多方协商机制来维护。多元主体参与、以协商及对话等方式达成共识或化解分歧的多方协商机制,可以提供多元化的信息,有助于全面了解各主体的需求,达成共识,增加主体参与治理的兴趣,促进高质量意见的形成。该机制应明确"谁参与协商""协商的重点是什么""如何协商""怎样落实"等内容。其中,特别要注重基层主体的广泛深入参与治理,注重对协商主体的教育培训以提升协商治理能力,注重示范引领作用和新技术的引入,力求实现"共建、共治、共享"的治理共同体。值得一提的是,许多因素影响协商机制的有效落实。例如,协商参与者应具有主体利益代表性,否则协商结果容易出现偏差,影响协商效果;如果缺乏相应的程序和方法,社会经济地位较高、受教育水平较高、语言表达能力较强的"精英人物"可能会破坏协商平等;"同质化团体"可能压抑具有不同意见的个体,令后者做出违背意愿的决定;当协商无法达成理想方案时,可能积累焦虑、沮丧等负面情绪,不利于体系的良好运行。

2. 体系管理能力对运行稳定性的影响

管理心理学中的"冲突"是社会互动中的一种状态、一个过程,是一方感受到另一方对自己所关心的事情产生或即将产生消极影响,也是两种目标的互不相融或相互排斥造成的心理体验。冲突可表现为不同的层次,轻者表现为"微妙的意见分歧",重者可表现为"公开的暴力对抗"。研究表明,冲突本身无好坏之分,主要取决于冲突的性质。按性质划分,冲突可分为建设性冲突和破坏性冲突。在慢性病分级管理体系中可能造成冲突的原因有沟通障碍、结构因素(如规模越大、任务越专业化、职工流动性越大、职责和任务的模糊性越高、目标越不一致,冲突出现的潜在可能性就越大)、个体行为因素等。慢性病分级管理体系的冲突处理能力主要体现在体系是否能将冲突维持在适宜的水平，因为过高水平的冲突可能引起合作受阻或体系分裂，但过低水平的冲突则会导致竞争缺乏且阻碍体系的可持续发展。为了提升慢性病分级管理体系的冲突处理能力，可考虑就体系内各机构的团体态度、团体行为、组织结构三方面设计调节或处理冲突的策略。

合作单位的配合程度又称配合度，指合作各方适合共存的程度。在合作关系中，配合度是决定关系成功与否、关系维持时间的一项重要因素。在慢性病分级管理体系中，要注重树立多元主体的合作意识，责权明晰，发挥各主体的优势；注重信任、支持、充分沟通环境的营造，从而加强配合度良好的互动合作关系；注重各主体治理能力的提升，如增强政府在科学决策、资源整合、跨部门交流等方面的综合能力；提高多元主体的积极性，加强其自身建设，定期培训，提升专业素质，增强使命感和责任感。

参与管理（Management by Participation）是一种注重民主和激励的管理制度，它是指组织成员在不同程度上参加组织的决策过程、参与各级管理工作。其目的是激发组织成员的内在工作动机，提升其成就感、责任感和主人翁精神，使其努力、高效地达成组织目标。依据赫茨伯格的双因素理论，参与管理属于可以激发组织成员积极性、提高效率的激励因素。在慢性病分级管理体系中，作为网底的基层医疗机构在管理决策中的参与程度越高，则体系中信息流动速度越快，各机构越能拥有平等地位，机构间的信任程度越高，组织成员对体系的满意度也越高，越有利于体系可持续发展。因此，为了提升基层医疗机构参与管理的有效性，体系应同时在"授权""信息通畅""培训知识技能""绩效改善与报酬相联系"四个方面采取措施。

从心理学角度看，认可度也被认为是认同度。它是一方内心对另一方的接受和尊重程度。较好的认可度可以起到激励作用和增进人际关系的作用。在慢性病分级管理体系中，合作单位之间的综合认可度源于机构间的合作态度，取决于各机构自身的能力与价值。只有合作机构在价值理念、差异性资源互补、口碑、专业知识和技能等方面拥有较好的综合认可度，各合作主体才可能愿意利用体系提供的平台，调动主观能动性，配合合作，从而提升慢性病分级管理体系的社会效益，这也有利于体系的可持续发展。因此，应在体系机制的构建中，注重各机构服务和管理能力的提升，通畅人员的流动渠道，提高慢性病防控服务的质量，并与体系中其他机构形成明显的资源互补，从而构建品牌，提升声誉，增强机构的吸引力，得到合作单位和服务对象的认可。

3. 体系服务质量对运行稳定性的影响

医疗卫生服务质量直接关系到群众的生命与健康，是慢性病分级管理体系生存和发展的基本点和生命线，其对运行稳定性的作用也是不言而喻的。医疗卫生服务质量指的是医疗卫生服务与服务对象"健康需要"或"健康需求"的符合程度。虽然服务质量构成复杂，影响因素众多，且不同学者、不同利益相关者对"符合程度"的衡量标准不一，但其本质上均是服务对象"健康需要"或"健康需求"的被满足程度。对慢性病分级管理体系而言，不仅要注重体系内的"结构质量"（硬件质量，包括病房、设备、医务人员等的配置）的提升，还要注重"环节质量"（提供医疗卫生服务的路径）的优化和规范，更要注重提高"终末质量"（医疗卫生服务对服务对象健康状况的改善程度）。

五、我国慢性病分级管理体系断裂点

以下分别从传统慢性病分级管理体系、新型慢性病分级管理体系和重点疾病慢性病分级管理体系三个方面，分析我国慢性病分级管理体系的断裂点，为优先策略的制定提供依据。其中，传统慢性病分级管理体系和重点疾病慢性病分级管理体系的断裂点研究主要应用文献研究法，而新型慢性病分级管理体系的断裂点研究主要应用定性访谈法。

就定性访谈法而言，本研究应用方便抽样的方法，在我国选取 10 个城市医疗集团、8 个县域医联体、8 个跨区域专科医联体和 4 个远程医疗协作网作为调查对象，以各体系中直接参与慢性病分级管理工作的卫生服务提供者和管理人员作为访谈对象，通过电话访谈了解各类新型慢性病分级管理体系运行的效果和挑战，在此基础上提炼出新型慢性病分级管理体系断裂点，样本量以信息饱和为准。本次共计访谈 48 人，其中，16 人来自城市医疗集团，14 人来自县域医联体，10 人来自跨区域专科医联体，8 人来自远程医疗协作网。

（一）传统慢性病分级管理体系断裂点

1. 基层——社区卫生服务机构

社区卫生服务机构是慢性病社区健康管理的主要承载单位，其功能定位是为一般人群、高危人群和慢性病患者提供全生命周期、连续的健康管理服务，以促进健康、延缓疾病发展、降低医药费用和提高生活质量。我国社区卫生服务机构的慢性病健康管理目前仍主要面向辖区慢性病患者，管理内容主要为"筛查、随访评估、分类干预和健康体检"，且重点管理原发性高血压和 2 型糖尿病。

我国社区卫生服务机构的管理任重道远。从数量上看，日益增加的慢性病管理工作量与基层医务工作者数量不足的矛盾突出，难以满足慢性病综合防治的实际需要，中西部及农村地区尤为明显。从服务能力来看，精细化、个体化管理理念的不断落地，对基层医务工作者的能力提出了更高的要求，但基层医务工作者的整体素质仍有待提升。从能力培养来看，当务之急是要为基层医务工作者提供经常性、高层次、形式多样的知识和技能培训。从机制建设上看，需要不断完善经费投入、规范化管理、激励机制等。

2. 枢纽——二级医疗机构

就慢性病分级管理而言，我国二级（区县级）医疗机构的功能定位是向区县级区域内居民提供全面的预防保健、医疗诊治（包括常见慢性病诊治、救治慢性病急重症患者等）、康复等综合性医疗卫生服务。同时，作为慢性病分级管理体系的枢纽，二级医疗机构还要发挥承上启下的作用，即向三级医疗机构转诊疑难/危重患者，接收三级医疗机构下转的恢复期或稳定期患者，对基层医疗机构进行技术指导、业务培训和质量控制等。

在慢性病分级管理体系中，我国二级医疗机构面临的困境主要包括：①服务能力有限，规范化诊疗不到位。二级医疗机构在慢性病相关专科建设和专业人才培养方面有待加强，诊治能力有待提升，技术水平与三级医疗机构差距较大，在一些急重症患者的救治方面存在困难。部分二级医疗机构（县级医院）的慢性病规范化诊治不到位，医疗服务效能不高。②部分二级医疗机构面临被基层医疗机构替代的困境。在"基层首诊""预防为主"等发展导向的指引下，政府对基层医疗机构的支持力度有目共睹，这使得二级医疗机构逐渐被边缘化。我国基层医疗机构快速发展，其功能定位与二级医疗机构存在部分重合，在一定程度上削弱了二级医疗机构的作用。许多二级机构面临工作量不饱满、定位不明确、功能弱化等问题。③二级医疗机构的枢纽作用难以充分发挥。三级医疗机构对患者和人才存在"虹吸效应"，这在一定程度上弱化了二级医疗机构的枢纽作用。在双向转诊中，主要表现为基层医疗机构及患者倾向于上转到三级医疗机构，而非二级医疗机构。由于利益不均衡、信息不畅通、患者不信任下级医疗机构等，向下转诊难以有效执行。在人力资源管理方面，二级医疗机构常面临人才招聘困难和严重的人才流失问题。

3. 牵头——三级医疗机构

作为慢性病分级管理体系的龙头，三级医疗机构的功能定位是提供急危重症和疑难复杂疾病的诊疗服务，重点发挥其在医学科学、技术创新和人才培养等层面的辐射、带动和引领作用。

当前，我国三级医疗机构在慢性病分级管理中存在以下断裂点：①患者就医流向不合理，倾向于首选三级医疗机构，导致三级医疗机构诊疗压力大，医疗资源紧张。可能的原因包括"优质医疗资源在三级医院集中""患者传统的就医习惯难以改变""医保政策对患者分流的作用有限""基层医疗机构服务能力不足""患者不信任基层医疗机构"等。②三级医疗机构的服务范围过大，与其功能定位不匹配。常见的问题是，三级医疗机构过度承担非急危重症和非疑难复杂疾病的诊疗，与其他级别医疗机构功能界限不明晰，导致医疗成本增高，影响了慢性病分级诊疗的落实。③在服务能力方面，仍缺乏高水平的多学科协作，且精细化、规范化管理水平需进一步提升，慢性病管理信息平台还需完善。④对下级医疗机构的指导、培训效果有待提升。许多基层/二级医疗机构仍难以从三级医疗机构中获得长期有效的指导，三级医疗机构更多是下派专科医生到基层，对基层全科诊疗水平的提升作用有限。⑤机构间利益协调机制不健全，缺乏协作的内在动力，再加上三级医疗机构的"虹吸效应"和"辐射效应"，使得三级医疗机构与基层/二级医疗机构的分工协作难以实现。

（二）新型慢性病分级管理体系断裂点

1. 城市医疗集团

城市医疗集团通常在城市中构建"1＋X"纵向医联体/医共体，即由1家牵头单位（三级医疗机构）联合若干个二级医疗机构、护理院、康复医院和社区卫生服务机构，通过纵向整合资源，形成资源共享、分工协作的管理模式。该模式适用于城市，医疗集团内各机构的独立法人地位相对完整，且是按照优势互补、互通有无的原则组建的。

城市医疗集团的组建是落实分级诊疗制度的重要策略，通过中心三甲医院带动周边市区医院共同发展。在资源调配方面，提高资源的有效利用率，全面提升周边市区医院的整体医疗技术水平，实现不同等级医院的技术与设备的共享，在一定程度上减少了医疗设备的重复添置，有效降低不同等级医院医疗设备的同质化水平。在经济效益方面，通过三甲医院以点带面，提高周边市区医院的就诊率，有效缓解三甲医院医疗资源紧张局面，提高周边市区医院的医疗收入。在人才培养方面，通过双向交流，基层医院的医生有机会参加三甲医院的就诊实践，中心三甲医院的专家有机会到周边市区医院开展专科讲座，共同提高医疗技术水平。同时，集团内打通了上下转诊通道，规范了就医流向，优质医疗服务的可及性和患者满意度得到了较大程度的提高。

然而，城市医疗集团的发展任重道远。从机制建设上看，需要从松散型医联体逐渐向紧密型医联体过渡，不断完善经费投入、利益分配、绩效激励等机制，增强成员单位参与积极性。从制度保障上看，强化顶层设计，完善法律法规，使双向转诊的具体程序和监督管理规范化。从管理模式上看，由于集团内各医疗机构没有统一的价值观、定位不清、责权不明，部分成员单位平均住院日、重点专科界定、同质化管理等指标未达标。当务之急是推进医疗资源有效下沉，实现集团内同质化管理。

2. 县域医联体

县域医联体也称为"县乡一体化"模式，是在农村地区以县级卫生行政管理为基础，以区域县级中心医院为主导，以乡镇卫生院为枢纽的集团化、紧密型和一体化模式。通过县域医联体，实现以县级中心医院带动乡镇卫生院共同发展。在功能定位上，区域医联体由"以诊疗为中心"向"以健康为中心"转变，由单一诊疗向全科服务和健康管理拓展，进一步拓展县、乡、镇三级医院的健康服务职能；在资源有效利用方面，通过县级中心医院带动，在一定程度上盘活乡镇卫生院的医疗设备资源，提高了资源利用率；在服务质量提升方面，直接面向基层患者，减少了患者排队的时间，提高了对患者进行诊疗的效率。

虽然县域医联体在探索过程中取得了一定成效，但未形成长效的利益、发展、管理、责任和服务共同体，发展过程中还存在以下挑战：一是县级中心医院的整体医疗水平还不够高，带动作用发挥不充分；二是医联体建设存在壁垒，财政、医保、卫健部门不能整齐划一，许多政策难以落地；三是县级各医院间利益分配不均，成员参与度不高，激励机制还不完善。

3. 远程医疗协作网

远程医疗协作网通过远程信息系统，由牵头单位（国际或国内先进的医疗机构）与基层、偏远或欠发达地区的医疗机构建立起网络，通过远程专家指导，提高网底机构服务水平，从而提升优质医疗卫生服务的可及性。远程医疗协作网可以实现信息化医疗互助服务，全面提高医疗系统快速反应能力。在提升医疗效率方面，延伸了上级医院的医疗技术和服务能力，扩大了服务半径，有效缩短了问诊、会诊的时间，共享医疗专家的医疗经验，最大限度地提高资源的利用率；在疑难杂症的处置上，有效解决"看病难、看病贵、难确诊"等问题，提升疑难病症的治疗效果；在医疗业务指标提升方面，能够极大地促进分级诊疗落地，使群众满意度提升，就医获得感持续向好。

在远程医疗协作网发展中也暴露出一些问题：一是医院整体信息化建设水平还不够高，远程医疗的带动作用发挥不充分；二是基层医生远程医疗意识不强，主动申请线上远程会诊的意愿不够积极；三是行政管理、绩效考核和利益分配制度不完善，导致医院在执行过程中积极性不高；四是双向转诊缺少监督环节，容易出现纠纷。

4. 跨区域专科医联体

跨区域专科医联体的建设重点在于提升医联体机构的重大疾病救治能力，形成专科补位发展模式。基于区域内优势专科资源，该医联体形式常以一所特色专科医疗机构为核心，通过联合其他机构相同专科的技术力量，形成区域内若干特色专科联盟。跨区域专科医联体可以实现医联体单位互联互通、强强联手，最大限度地发挥联盟专科优势。在医疗技术手段上，通过强强联合，实现最大限度的优势互补，有效提升医联体机构的专科医疗水平；在资源调剂上，医疗收入、病床使用率、门急诊人次、入院人次、三级手术量、四级手术量明显增加，住院次均费用和门诊次均费用显著下降；在科研水平上，通过专科医联体建设，疏通专科专家的交流渠道，有利于组建重大科研攻关团队，有效缩短科研项目攻关周期。

跨区域专科医联体虽在发展中取得一定成效，但因政府投入有限、没有规范利益驱动引擎、"联而不合"等因素，目前仍然存在以下断裂点：一是人力资源紧张状况没有得到缓解，日益增多的医联体建设需求与医务人员不足的矛盾凸显；二是收入分配不合理，医联体内专科专家通过会诊解决了患者确诊问题，但内部专家的收入分配机制还不完善；三是行政管理、绩效考核和利益分配制度不完善，导致医院在执行过程中积极性不高；四是分级诊疗机制不完善，缺少信息化平台监管转诊流程。

（三）重点疾病慢性病分级管理体系断裂点

1. 高血压分级管理体系断裂点

从分级诊疗的角度看，高血压分级管理体系断裂点包括：①基层医疗机构的服务能力仍不足，例如，技术水平有待提升，对高血压患者的管理幅度和频率有待改善，基层高血压管理的规范性有待完善等。②双向转诊仍不够通畅。相对而言，向上转诊情况好于向下转诊。主要原因有"信息互通不畅""转诊机制不健全或落实不到位""转诊标准不明确""患者对分级诊疗的认知差""传统的就医观念影响高血压患者向基层医疗机构转诊的意愿"等。③县级医院高血压专科建设和专业人才建设力度有待加强，规范化程度和诊治能力有待提升，部分医院未建立明确的双向转诊流程。④三级医疗机构接诊了很多本应在基层医疗机构就诊的患者，在治疗病情复杂、急危重症高血压患者方面的定位没有突显出来，此外，三级医疗机构高血压年均诊疗费用高于一级、二级医疗机构。

从高血压分级管理的三个环节看：①在控制风险环节，与高血压有关的健康教育活动需扩大宣传并提高针对性；尚未实现对高血压风险人群的全覆盖；吸烟、饮酒、不良饮食习惯、久坐缺乏运动等危险因素广泛存在，行为干预不到位，效果不理想。②公众对高血压的认知和对防治的重视仍不足，缺乏监测血压和主动就诊的意识，高血压的"早诊早治"仍任重道远。③不同级别的医疗机构中，医务人员的服务能力、管理水平不尽相同，这使得高血压的规范化和同质化治疗难以得到充分保证。相对城市而言，上述问题在农村更为严重。

2. 糖尿病分级管理体系断裂点

总体而言，糖尿病分级管理体系取得了一些积极成效。但目前我国糖尿病分级管理体系仍面临知晓率、规范化治疗率和控制率较低的困境，仍较易导致并发症的出现，严重损害群众的健康。

　　我国糖尿病分级管理体系断裂点主要包括：①糖尿病管理投入不足，资源配置有缺口，尤其在基层医疗机构。一方面，基层医疗机构仍缺乏复合型糖尿病管理人才（如同时具备公共卫生和临床医学背景的人才）；另一方面，医疗仪器设备、技术等的不足导致基层医疗机构对糖尿病及其并发症的筛查、防治能力较弱，患者认可度不高。②规范化和精细化管理有待完善。实践中，不同糖尿病分级管理模式下的分级方法和标准常不尽相同。即便是在同一模式下，也往往是多而杂的分级方法和标准共存，在科学性、适用性、管理效果等方面存在一定问题。③糖尿病分级诊疗的"双向转诊、上下联动"不理想。这与不同级别医疗机构间的"分工不明确""管理水平有差异""衔接不顺畅""存在利益冲突"等因素有关，导致糖尿病管理效果有待提升。④群众对糖尿病的认知不足。群众对糖尿病及其并发症以及相关危害的知晓率偏低，致使其对糖尿病筛查、治疗的主动性和配合度不理想，不利于糖尿病的三级预防。⑤糖尿病管理服务向家庭的延伸不够，患者的自我管理程度和效果不理想。究其原因：一方面，糖尿病管理以医疗机构为主导，主要场景在医疗机构内，缺少对糖尿病患者家庭和生活场景的延伸；另一方面，群众对糖尿病的认知不足也是导致自我及家庭参与度不高的重要原因。

　　3. 冠心病分级管理体系断裂点

　　在一级预防中，冠心病分级管理体系对危险因素的控制效果欠佳。公众健康知识的知晓率低，健康危害行为的发生率较高（如吸烟、饮酒、不合理膳食、高血压、糖尿病、高脂血症、肥胖、精神压力等在内的冠心病危险因素复杂且广泛存在），高血压等相关疾病的控制率未达到理想水平。

　　在冠心病的二级预防中：①患者对冠心病的认知不足，导致就诊的主动性和及时性较差，难以做到早期诊断、早期治疗。②基层机构全科医生数量不足、服务能力有限，对高危人群定期规范筛查的覆盖面不足。③基层医疗机构的冠心病诊疗服务难以实现与上级医疗机构心脑血管疾病专科服务的同质化。

　　在冠心病的三级预防中：①就常规治疗而言，着重治疗患者的躯体疾病，一定程度上忽视了对心理问题的诊疗；患者对冠心病治疗的知晓率、参与率低，依从性较差。②就急症治疗而言，患者及一般群众对冠心病急症的认知水平有待提高，患者从症状发作到接受诊疗的时间较长；急性心肌梗死患者医疗服务和住院结局的地区差异较明显，如常见的 ST 段抬高型急性心肌梗死患者的再灌注率从省级、地市级到县级医院依次递减，而院内病死率则依次递增。③就康复治疗而言，患者对心脏康复的知晓率、参与率均较低。

4. 脑血管疾病分级管理体系断裂点

一级预防是降低脑血管疾病危害最有效的途径之一。高血压、血脂异常、肥胖等脑血管疾病的危险因素多与行为和生活方式密切相关。然而，不健康行为和生活方式广泛存在，脑血管疾病危险因素暴露普遍，群众预防的主动性和依从性需提升。

脑血管疾病分级诊疗强调早期诊断、早期治疗。脑卒中的早期诊疗策略具有高度的时间依赖性，但目前脑卒中的识别率和正确应对率仍偏低。①群众脑卒中防治知识和技能缺乏，是导致院前延误、错过最佳救治时间窗的主要原因之一。②虽然相对于自我转运而言，缺血性脑卒中患者通过急诊医疗服务（Emergency Medical Services，EMS）转运使尽早到院和尽快治疗的比例更高，但目前 EMS 的利用率仍较低（有报道称仅为 12.5%）。③就急救体系而言，中国卒中急救地图建设取得了积极进展，但还需完善地图建设并提高群众认知，同时也要提高脑卒中院前急救设备设施的配置水平。

就规范化治疗而言，存在脑卒中治疗欠规范、同质性较差的问题。在缺血性脑卒中患者的治疗中，脑卒中急性期治疗的有效性需提升，降低疾病复发风险的抗血小板药或他汀类药物的使用比例偏低，对预防脑卒中复发不利。在脑血管疾病的康复方面，虽然我国脑卒中康复医院数量和康复床位数均有显著增长，但急性缺血性脑卒中住院患者接受康复评估的比例偏低。由于重药物治疗、轻康复的错误观念，对持续性康复的重要性认识不足，影响了脑卒中患者的功能改善和生活质量的提高。另外，康复科水平参差不齐，康复治疗师数量不足、技术水平有待提升，不能充分满足患者的康复需求。

在出血性脑卒中的管理方面，群众缺乏出血性脑卒中的相关急救知识，患者转运方式不合理，常存在就诊延误；出血性脑卒中的精准诊断与个体化治疗还需改进，患者预后差异较大；基层医疗机构尤其是农村地区的医疗机构因为服务能力不足常常无法提供专业的院前急救和诊疗服务，导致患者预后不良。

此外，在脑血管疾病患者的自我管理方面，还需提高患者药物治疗的依从性、自我及家人急救应对能力等。

5. 慢性肾脏疾病分级管理体系断裂点

在我国慢性肾脏疾病（CKD）的分级管理体系中存在以下断裂点：①基层医疗机构 CKD 防控的成效不明显。一方面，基层医疗机构服务提供者的 CKD 防控意识和知识薄弱，服务能力有待提升；另一方面，多数 CKD 患者更倾向于到二级、三级医疗机构就诊，对基层医疗机构的利用率低。②在二级或三级医疗机构中，不仅存在诊疗不规范的问题，还可能因不同级别医疗机构中肾内科医生诊疗水平有差异、非肾内科医生对可累及全身各系统的 CKD 诊疗知晓率低等因素，导致治疗效果存在差异或延误治疗等问题。③在双向转诊方面，基层医生技术水平和服务能力不足、患者的知晓率和依从性低等原因影响向上转诊，晚期转诊增加了该病的发病率和死亡率；经济利益、工作负荷等因素使部分上级医疗机构不愿将 CKD 患者向下转诊；由于担心下级医疗机构的服务质量等，患者常不愿意或拒绝向下转诊；此外，不同级别医疗机构之间患者的诊疗信息不流通，也影响了双向转诊的畅通和疾病诊疗效果。④群众对CKD 的知晓率低，导致防治主动性差、就诊率低、依从性差、治疗率低，自我管理能力需提高也是不容忽视的问题。

6. 阿尔茨海默病分级管理体系断裂点

在我国，阿尔茨海默病（Alzheimer's Disease，AD）的分级管理体系面临诸多挑战：①居民对 AD 的知晓率低，缺乏防治意识，延迟就诊和就诊率低等问题较为常见。②与 AD 患者的诊疗和照护需求相比，卫生资源配置存在巨大缺口，专业机构、专业人员、床位供给量等远不能满足需求。③服务能力非常有限。相当比例的 AD 患者未能获得诊治和系统的康复治疗；社区和养老机构对 AD 患者的照护缺乏专业性和针对性；由于缺乏 AD 照护的专业知识和技能，居家看护的 AD 患者家属照护水平低下。④服务缺乏规范性、整体性和可持续性。AD 的管理需要医疗、护理和康复相结合，但目前服务缺乏规范的流程和有效的方法，医疗和照护方面的专业支持连接不畅。⑤社会的参与和支持力度不够。目前，还存在医疗保障不足、社会工作介入较少等问题。例如，在AD 友好化社区建设、安全环境的打造和康复训练设施及场所的提供方面，还需要政府、专业机构和社会组织的共同努力。

7. 恶性肿瘤分级管理体系断裂点

在我国，恶性肿瘤的预防控制工作仍较为艰巨。群众对恶性肿瘤的认识不足（如群众对恶性肿瘤危险因素、早期症状和早发现等知识的知晓率较低），危险因素的干预效果不理想，提示健康教育工作存在薄弱环节，需采取多层次、多渠道的预防服务，提升健康教育的针对性。

就早期筛查而言：①由于恶性肿瘤的早期筛查服务供给和利用不足，患者往往在中晚期才被确诊，严重影响其预后。②由于人员不足、技术水平有限以及设备缺乏等，基层医疗机构在早期筛查服务中表现出能力薄弱的问题。③早期筛查出的高危人群，其后续检查、治疗及随访等服务的规范性和连续性问题也应引起高度重视。

在恶性肿瘤诊疗方面，总体而言，诊疗的规范性还需提升，流程有待完善，存在过度诊断及过度治疗等现象，不同地区医疗机构间诊疗水平存在较大差异，欠发达地区的诊疗能力较弱，需加强对患者的人文关怀等。具体而言：

①在恶性肿瘤分级诊疗体系方面，不同级别医疗机构间诊疗水平存在较大差异。基层医疗机构服务能力较弱，也难以做到与上级医疗机构管理的同质化。②二级医疗机构（包括城市二级医院和县级医院）对恶性肿瘤的早诊早治规范化、标准化和肿瘤化疗质控水平有待提升。③患者就诊主要集中在肿瘤专科医院或三级医疗机构肿瘤科，这些机构的诊疗压力较大（尤其是住院服务），诊疗的精细化有待提升，多学科协作能力有待提升，诊疗模式有待改进。④从双向转诊角度看，转诊流向以"上转下"（即急性期治疗后的患者从三级医疗机构转诊至二级医疗机构）者居多；此外，存在转诊不够规范、频繁转院等问题。

8. 慢性阻塞性肺疾病分级管理体系断裂点

慢性阻塞性肺疾病（COPD）分级管理体系存在以下断裂点：①基层医疗机构诊疗能力有限。首先，具有呼吸系统疾病诊治专长的全科医生数量不足，认知水平不高且缺乏专业指导；其次，相关设施、设备及药品配备不足（如缺乏场地和器械设备、肺功能检查仪器普及率低、治疗药物不全等），肺功能检查率低，漏诊率高，治疗缺乏规范性，严重影响基层开展 COPD 的早期防治和诊疗康复；此外，政策支持不足，缺乏长效激励。COPD 还未被纳入基本公共卫生服务项目、相应的长效激励机制欠缺是导致基层医生主观能动性不足的重要原因。②二级、三级医疗机构的 COPD 诊治能力总体较好，但还需提高对 COPD 的非药物治疗、康复及综合管理水平。二级医疗机构的工作重点在于加强康复服务的提供和相关设备的配备；三级医疗机构的工作重点在于缓解专科医生的诊疗压力，并联合医保部门降低疾病经济负担。③COPD 的双向转诊落实不到位，基层医疗机构的作用发挥有限。一方面，多数基层医疗机构缺乏对 COPD 系统的随访管理，导致疾病急性加重时有发生，患者直接前往二级、三级医疗机构就诊，缺少上转环节，增加了上级医疗机构的诊疗负担，并且不利于患者的预后；另一方面，二级、三级医疗机构中的 COPD 康复期患者也较少下沉到基层医疗机构，连续性服务呈现断裂态势，主要原因在于双向转诊机制的构建及落实存在缺口，且互连互通的信息系统不健全。④疾病及相关分级诊疗的知晓率低，健康教育的广泛性、力度及针对性也有待提升。

9. 精神类疾病分级管理体系断裂点

在我国，广大群众对精神类疾病相关知识的知晓率普遍偏低，仅对抑郁等部分疾病有一定的认知，且存在认知误区，甚至存在歧视问题。因此，群众对精神类疾病的防治意识和能力薄弱，健康教育缺口巨大。

我国精神类疾病分级管理体系不完善：①精神卫生资源缺乏，配置不均衡。一方面，床位和专业医务人员严重短缺，尤其是基层医疗机构；另一方面，地区间配置差异显著。与东部和中部地区相比，我国西部地区精神卫生服务资源的可及性较差；与城市相比，多数农村地区严重缺乏精神卫生服务。②不同层级、不同功能的精神卫生服务机构的职能界定不够明晰，机构之间衔接度较差。③精神类疾病的诊疗规范化水平不高。需进一步规范精神类疾病的诊疗制度和流程，提升医务人员规范化诊疗能力，同时，要注意诊疗手段的适用性和人性化。

从控制效果来看，我国精神类疾病存在严重的就诊及治疗延误问题，未治率较高。主要原因包括群众的精神卫生知识知晓率低、基层医疗机构服务能力不足（专业防治人员短缺，业务水平不高，缺乏对疾病的正确识别和及时转诊）、非专科医生对精神类疾病的识别率低、精神卫生资源相对缺乏、患者因存在羞耻感而不愿寻求卫生服务等。

此外，精神类疾病的分级管理体系还面临着政府重视程度不够、社会支持不足、人文关怀不到位等问题，应高度关注。

六、我国慢性病分级管理体系治理优先策略

依据前述内容，在优先策略的制定中，应充分考虑以下几方面的挑战：①总体而言，我国慢性病分级管理体系仍面临结构不健全、资源配置不足、城乡差距较大、偏重"以疾病为中心"、基层能力待提高、双向转诊上转易于下转、信息化管理相对滞后且难整合等诸多挑战。②就体系运行现状而言，第一，传统体系中，基层医疗机构的医务人员数量和技术力量不足，服务质量有待提升，一般人群及高危人群的管理缺口较大，重点管理的疾病病种有限；枢纽机构的功能难以发挥，面临"向下与基层医疗机构服务内容重叠，功能易被基层医疗机构取代""向上易被三级医疗机构虹吸"的双重挑战；牵头医疗机构诊疗压力依然较大，服务范围过大，常与功能定位不匹配。第二，新型体系中，城市医疗集团亟须完善经费投入、利益分配、激励等机制，强化顶层设计，推进资源有效下沉和同质化管理；县域医联体亟须提升县级医疗机构的医疗卫生水平，发挥其辐射带动作用。需打破政策壁垒，促进政府多部门采取一致行动支持相关政策的落实。也存在利益分配问题，成员参与度有待提升。远程协作网的作用发挥不充分，成员单位对远程医疗的利用意识和意愿均不足，双向转诊的监管环节缺口较大。跨区域专科医联体存在人员紧张、激励机制不完善、成员单位积极性不高等问题。③就重点慢性病管理而言，健康教育和危险因素干预任重道远，早诊早治的缺口巨大且难以实现，治疗的规范化和患者的依从性仍有待提升，康复机构数量和技术能力均不足，私立医疗机构的作用难以发挥，连续性服务难以实现，部分疾病缺乏人文关怀和社会支持。④就体系可持续发展而言，在诸多可促进体系可持续发展的指标中，协调、信息共

享、利益分配等机制的建设力度不足，基层参与决策的程度较低，辖区综合诊治能力的提升有限，体系对双向转诊的支持程度、有效处理冲突的能力、实现信息共享和远程医疗的程度及合作单位配合度等指标均亟待提升。

（一）体系建设

1. 强化区域卫生规划，促进医疗卫生资源的合理布局

通过良好的区域卫生规划，形成医疗卫生机构和服务能力的合理布局，是实施慢性病分级管理的基础条件。①综合考虑区域人口的卫生服务需要、各类机构服务能力、地区经济文化地理等因素，合理规划配置，促进卫生资源的公平可及。②加强各级政府、不同部门之间的协调，打破条块、所有制及隶属关系的分割，对区域内不同卫生资源（包括公立、私立医疗机构）统一规划，覆盖全域。③严格控制医疗机构的规模扩张。合理控制医疗机构的单体规模、科室设置、大型设施设备的配置等，促使医疗机构的规模与其功能定位相匹配，限制其无序扩张。

2. 改革分级诊疗"塔顶"结构，促进医疗卫生体系不断完善

在我国，医疗卫生体系结构仍与呈"金字塔"形的卫生服务需要不匹配，且不同等级医疗机构间常表现为割裂或竞争关系，缺少分工合作，供求的结构性失衡和合作关系的断裂使得资源配置的效率仍然较低。①政府应严格控制城市中心城区三级医疗机构的发展规模，支持其向主城区外、规划新区或优质医疗资源缺乏的地区发展。②对于区位条件好，但未达三级标准的城市二级医疗机构，可采取扩展规模的方式，使其尽可能避免向城市中心集中。③科学布局行政辖区医疗服务辐射范围内的中心点，促使其有效实现技术分享，与二级医疗机构、基层医疗机构建立紧密的协调合作关系，及时诊治转诊，为分级诊疗的进一步推进提供优质医疗资源支持与发展动力。

3. 明确功能定位，加快公立医院改革

我国公立医疗机构改革推进艰难的一个重要原因是，基层医疗卫生服务体系较弱，公立医疗机构"通吃"几乎所有的医疗服务，自身的改革动力不足。随着基层医疗卫生服务体系的壮大，公立医疗机构的改革动力将会逐步增强。公立医疗机构改革也应短期举措和中长期举措相结合：①短期应通过机制改革严格限制医疗机构的规模和功能，明确上级医疗机构功能定位，与基层医疗机构形成错位发展；②中长期应协调各方利益，鼓励多元主体共商、共建、共享，持续推进公立医疗机构筹资、薪酬及支付方式改革，逐渐破除逐利机制。

4. 建立多层次、低成本的康复体系

国际上，在主要提供住院服务的医院和主要提供门诊服务的社区卫生服务

机构之间，存在许多以术后康复、长期护理以及临终关怀等服务为主的机构，这些机构在满足急性期住院患者出院后的照料需要上积累了丰富的经验。然而，我国医疗卫生服务体系中，此类机构仍是短板，且康复服务多数由医院提供。由于缺乏适宜的康复机构接收，医院病房或 ICU 中的许多患者面临长期无法转出的困境，这不利于慢性病分级管理，而且成本较高。以专业康复机构、基层医疗机构为主体的低成本康复体系亟须建立。①应加强多方利益相关部门（包括卫生、民政、残联等）的合作，并明确各级各类机构在康复体系中的功能定位；②可根据实际情况，考虑将现有部分一级、二级医院改造成康复机构；③加强专业康复人员的学历及在职教育，健全和创新激励机制；④完善社会筹资及救助机制，并将独立康复机构提供的服务纳入医保支付范围。

5．有效整合资源，促进慢性病分级管理体系建设

资源整合已成为国内外医疗卫生领域发展的趋势，它不仅有利于提高优势资源的利用效率，还有利于各级各类医疗机构的合理定位，提高医疗的服务质量。然而，由于前述的种种原因，我国各级各类医疗机构较难实现真正意义上的资产和人力、物力、财力、技术、信息等资源的整合。建议：①政府牵头，打破体制障碍，协调各方利益，推动卫生资源共享，促进纵向、横向、跨区域医疗卫生资源的有效整合，缓解群众"看病难、看病贵"等问题，提高体系覆盖水平。②就城市医疗集团而言，应不断完善集团内部机制建设，以实现优势互补，并克服经济利益对立、削弱基层全科定位、无序就医等问题。③就县域医联体而言，应加大县级医疗机构的建设力度，提升其核心竞争力，发挥其牵头和辐射作用；完善配套政策，突破利益壁垒，多措并举提升基层医疗队伍的能力及稳定性。④就远程医疗协作网而言，建立和完善相关法规、机制势在必行，以应对运营成本较高、检查结果难以认定等挑战，进一步提升远程医疗协作网的利用率，提高边远地区患者服务的可及性。⑤就跨区域专科医联体而言，应不断探索和利用新型专科医联体就医链模式，发挥较强的专业技术优势，营造互利共赢的平台，突破我国专科体系松散和资源缺乏的困境。

（二）机制模型构建

要贯彻"以人为本"的理念，进一步完善包括信任机制、利益共享机制、多方协商机制、信息共享机制、责任监督机制等在内的慢性病分级管理体系机制。①根据各体系所在的生命周期，制定适宜的合作信任机制。例如，在机遇识别阶段，应用"诚信评价"等方式为体系选择值得信任的参与主体；在联盟组建和体系运行阶段，应用"有效沟通""体系文化建设"等构建信任机制；在合作解散阶段，应充分"兑现承诺"，为合作的可持续性奠定基础。②构建多元主体参与、以协商或对话等方式达成共识或化解分歧的多方协商机制，特

别注意基层主体的广泛参与。③慢性病分级管理体系应重点构建利益共享机制。政府应牵头促进体系内多元主体在遵循互信、公平和风险共担等原则的基础上，通过制定科学的"利益引导""利益表达""利益制约""利益协调""利益共享"机制对利益进行整合和协调，共享合作成果，促进双向转诊的有效运行和体系的可持续发展。④信息共享机制。信息共享平台的建设需要满足利益相关者的各种需求，应结合慢性病分级管理工作的实际，建立全面规范的信息共享平台，设置统一高效的协作组织，构建完善的长效考核机制，使相关信息更加可及、安全和完整，为慢性病分级管理的顺利开展奠定良好的基础，解决基层医疗机构医务人员总量不足、质量不高、结构不合理等突出问题，为群众提供较高层次、覆盖范围广泛的医疗卫生服务，缓解群众"看病难、看病贵、看病远"等问题。⑤应制定一系列的责任监督机制，以确保慢性病分级管理体系的有效运行和公共利益的实现，如针对体系各主体的问责机制、监督和考核绩效机制、退出机制等。⑥构建分级诊疗的引导机制。推动对分级诊疗相关政策的宣传，优化现行政策（如针对不同等级医院医保支付比例差距，限制医疗费用报销比例，对基层基本药物制度等进行改革），发挥医保杠杆作用，提升基层服务水平，引导群众理性就医。网络化治理视野中的慢性病分级管理体系机制模型见图 2-13。

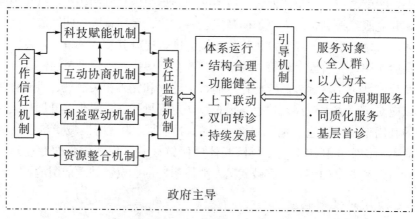

图 2-13　网络化治理视野中的慢性病分级管理体系机制模型

（三）能力建设

1. 将全生命周期健康管理理念融入慢性病分级管理体系

众所周知，医学模式已从"生物医学"模式向"生物-心理-社会"模式转变，需要全生命周期的健康理念作为指导思想。建议：①政府加大支持力度，促进慢性病分级管理体系全生命周期健康管理整体能力的提升。②加强宣传力度，提高群众的健康意识，倡导其主动参与全生命周期的健康管理。③在慢性病分级管理体系中，应发挥我国中医药在"治未病"方面的优势作用、在治疗"重大疾病"方面的辅助作用，以及在"康复医疗"中的关键作用。④在"互联网＋"的时代，应依托信息化平台，构建结构合理、功能完善、资源共享的全生命周期健康管理新模式。⑤在慢性病分级管理中，应进一步促进"医""防"融合，形成"防""筛""治""康"全过程、全周期、精准化、连续的健康服务闭环管理路径，不断推进整合型慢性病分级管理格局的形成。

2. 采取措施打造强有力的基层医疗卫生服务体系

慢性病分级管理的目标之一为基层首诊，这需要有一个强有力的基层医疗卫生服务体系作为支撑。应多措并举，提升基层医疗卫生人力资源的服务质量，提升群众对基层医疗机构的信任度，这样才能有效推进分级诊疗的落地。建议：①改革服务定价，保障基层医疗机构获得合理、稳定的收入；②放活分配机制，调动基层医务人员的工作积极性；③处理好基层医疗机构公共卫生和医疗职能间的关系；④增加基层医疗机构的药品配备种类，防止因药品不足将患者推向上级医疗机构；⑤多渠道加快全科医生的培养，为基层医务人员提供更好的职业发展路径；⑥推进家庭医生签约服务，鼓励竞争等。

3. 发挥政府的主导作用，促进二级医疗机构发展

二级医疗机构的功能定位是承担常见病、多发病、一般疑难疾病和部分危重疾病的诊断和治疗。二级医疗机构常常具备较高水平的资源配备，因此，二级医疗机构在承接基层医疗机构和三级医疗机构职能方面具有重要作用，是我国慢性病分级管理体系中承上启下的重要环节。但不可否认的是，二级医疗机构的技术水平往往"比下有余"，"比上"却严重不足，学科发展滞后，而且常常面临被三级医疗机构"虹吸"的困境，这使得在慢性病分级管理中二级医疗机构的作用经常难以被充分发挥。政府应加强顶层设计，打破壁垒，加大对二级医疗机构的投入力度，在政策上对二级医疗机构的发展给予大力扶持，从而营造良好的外部环境，促进二级医疗机构诊治能力的提升和功能的发挥。

4. 加强合作，进一步提升县级医疗机构竞争力

我国县级医疗资源虽然丰富，但仍存在服务能力有待提升和空间布局不均衡等挑战。要实现"大病不出县"这一分级诊疗的目标，发挥县级医疗机构在慢性病分级管理中的关口作用，同样需要来自政府、社会的政策或资金等方面的大力支持。县级医疗机构自身也需要不断寻找有效途径，引进、培养、留住人才，提升自身竞争力，为群众提供可及性更高的优质服务。此外，由于不同县级医疗机构面临的境遇不同，需要对其功能定位进行分类界定，促进县级医疗机构的差异化发展。

5. 发挥三级医疗机构的辐射和带头作用

具有明显优势的三级医疗机构，往往拥有优质的卫生人力、卫生设施设备、卫生信息、卫生技术和卫生财力等资源。在慢性病分级管理中，政府部门应采取综合措施，积极促成三级医疗机构与其他医疗机构之间的友好合作，通过长效机制的构建，促进三级医疗机构对其他级别医疗机构在科研、教学、人才培养等方面指导工作的常态化；采取措施提升三级医疗机构的责任意识，令其肩负起为其他医疗机构提供技术援助、带动基层医疗机构发展的重任；充分发挥其辐射和带头作用，逐步实现优质医疗资源共享，做好下转工作，实现医疗卫生资源的合理配置。

6. 加强自身建设，提升私立医疗机构整体竞争力

我国私立医疗机构数量众多，但整体竞争力不高。提升私立医疗机构竞争力对于缓解公立医疗机构就诊压力、促进慢性病分级管理的顺利推行具有积极作用。首先，应加强私立医疗机构学科建设，发挥自身优势建设重点学科，提升吸引力。其次，学习先进医疗机构的优秀技术和经验，引进先进医疗设备，提升医疗技术水平与服务质量。同时，加强培训，提升医务人员综合素质和职业素养，引进和培养优秀的学科带头人。此外，政府应努力创建私立医疗机构公平发展的支持性环境，如构建多点执业制度、减免税收、建构政府分类管理、支持平等发展等制度。

（四）信息化建设

实践证明，现代信息技术为慢性病分级管理提供了很好的信息支撑，但也存在诸多需要完善之处。建议：①完善并落实慢性病分级管理体系信息化建设的相关法律、法规和政策，明确多元主体的权利、义务及应承担的法律责任。②统筹规划慢性病分级管理体系的资源配置和平台开发，注重复合型信息专业人才的培养和引进。③应用物联网、云计算、区块链等信息技术，应对信息孤岛和信息安全等问题，完善信息化平台的功能设计，提升体系综合软实力及整合型医疗卫生服务效率。④要加快实现基层医疗机构与二级、三级医疗机构电子病历和健康档案的互联互通，为高效双向转诊建立信息基础。⑤政策扶持远程医疗，提升基层优质卫生资源的可及性，并通过远程指导、培训等提升基层医疗机构和二级医疗机构的技术水平。⑥支持基层医疗机构利用可穿戴设备、移动设备等，提供实时的健康监测和慢性病管理服务，并广泛开展高危人群筛查、预约检查、随访指导等服务，以扩大服务的覆盖人群，促进连续性服务的提供。⑦基于信息化的工作流程建设，促进慢性病分级管理体系开展一体化诊疗和健康管理服务。构建互联互通、高效有序的转诊系统，促进双向转诊的落

地。⑧在信息安全和确权的前提下，注重人群健康大数据的开放共享、深度挖掘和广泛应用。⑨统一标准（包括数据、接口等标准），应对信息系统难以兼容等问题。⑩加大信息化建设的监管与宣传力度，提高服务对象和服务提供者对平台的认知水平。

第三章　案例研究

截至 2021 年年底，成都市下辖 12 区 3 县，代管 5 个县级市，常住人口约 2119.2 万人。其中，大邑县的辖区面积最大（约 1548 平方公里），新都区的人口数量最多（约 156 万人），武侯区人口密度最大。

以下先从供方视角，对成都市各级各类医疗机构的空间布局、竞争力状况、就诊病种情况进行调查分析。之后，从需方视角，抽样调查成都市居民慢性病相关的卫生服务需要、利用及就诊选择偏好等情况，并定量分析影响因素。在此背景下，以成都市某医联体为例，探讨将前述机制模型中的某些要素引入医联体运行中可带来的成效。

一、供方视角

（一）布局——成都市各级医疗机构的空间分布

1. 基本情况

2017 年，成都市有各级医疗机构 472 个。武侯区、青羊区、锦江区、金牛区和崇州市机构数量均大于 30 个，且武侯最多（38 个）；龙泉驿区、成华区、新都区和郫都区、彭州区、金堂县、邛崃市、大邑县、都江堰市机构数量介于 20~30 个；另有 5 个行政辖区的机构数量为 15 或 16 个。

在上述 472 个机构中，三级医疗机构、二级医疗机构和基层医疗机构分别为 54 个、111 个和 307 个。其中，武侯区拥有的三级医疗机构数量最多（13 个），而龙泉驿区、青白江区、金堂县、邛崃市、蒲江县、大邑县、新津区等地区无三级医疗机构，青羊区拥有的二级医疗机构数量最多（19 个），崇州市的基层医疗机构数量最多（26 个）。

2. 空间可及性

本部分基于 GIS 技术，对成都市各级医疗机构空间分布的可行性进行定性研究，以期可视化地直观展现各级医疗机构的分布状况，为分级诊疗背景下成都市医疗机构的合理布局、空间可及性的提升提供科学依据。

（1）基层医疗机构的空间分布。

在成都市的一圈层 5 个行政区中，基层医疗机构主要分布于三环以内。越靠近市中心，人口越密集，基层医疗机构的数量越多；而越靠近四环，人口越稀疏，基层医疗机构的数量也越少。

在成都市的二圈层中，由于各辖区面积和人口密度差异较大，基层医疗机构的数量也大不相同。但可以看到，多数区县的乡镇均有分布均匀的基层医疗机构，而离中心城镇较远的乡镇，则拥有较少的基层医疗机构。

在成都市的三圈层7个市区县中，基层医疗机构分布相对均匀的有新津区、金堂县和蒲江县等；分布较为集中的有都江堰市、彭州市、崇州市和大邑县；部分属山区或森林地带，且居民较少的地区，则无基层医疗机构分布。

（2）二级医疗机构的空间分布。

一圈层中，二级医疗机构在成都市同级医疗机构的占比高达50%以上，分布有向三环内集中的趋势，且不同行政区间二级医疗机构在数量上差异显著。二圈层和三圈层中，各行政区的二级医疗机构数量均较少，且向辖区中心集中。

（3）三级医疗机构的空间分布。

成都市的三级医疗机构主要分布在一圈层三环以内，一圈层各区之间的三级医疗机构数量差异显著，锦江区、成华区、金牛区和武侯区的三级医疗机构分布较为集中，青羊区则比较分散。

二圈层中，除青白江区无三级医疗机构以外，其余行政辖区的三级医疗机构数量在2~4个。新都区、温江区和郫都区的三级医疗机构分布较集中，而双流区和龙泉驿区分布相对分散。

三圈层中，仅都江堰市、彭州市和崇州市设有三级医疗机构，均分布于市区中心地段。

（4）小结。

综上所述，2017年，成都市各行政区内的基层医疗机构已初具规模，且具有较好的空间可及性；不同行政区间二级医疗机构的数量差异显著，且分布较为集中；三级医疗机构则总量不足，空间可及性较差。

3. 空间自相关分析

本研究进一步应用Moran's I 空间自相关分析法，从全域和局域2个维度研究成都市各行政辖区医疗机构的空间自相关性，数据来源于《成都市统计年鉴（2017）》。①基于全域Moran's I值的测量，全域空间自相关用于描述医疗机构在全区域的空间特征。I取值［−1，1］。当I=0时，说明医疗机构的配置不存在空间相关性；当I位于−1~0时，说明医疗机构的配置成空间负相关；当I值位于0~1之间时，说明医疗机构配置成空间正相关。②基于局域Moran's I值的测量，局域空间自相关用于描述各地区与其周边地区医疗机构配置的空间关联程度。按I值的大小，局域空间自相关类型可分为5种。其中，低−低型（LL）、高−高型（HH）为聚集分布，低−高型（LH）、高−低型（HL）表现为高低交错分布，无统计学意义差异（NG）则为随机分布。

（1）全域空间自相关分析。

将每万人口拥有的三级医疗机构数、二级医疗机构数、基层医疗机构数等指标纳入全域 Moran's I 空间自相关分析中。结果提示，三级医疗机构和二级医疗机构在配置上不存在空间自相关性（$I_{三级}=0.230$，$I_{二级}=0.066$，$P>0.05$），这两级医疗机构的空间分布存在明显的地区差异，且在部分地区呈空间聚集状态；基层医疗机构在配置上则呈现空间自相关性（$I=0.300$，$P<0.05$），基层医疗机构的空间分布无明显的地区差异。

（2）局域空间自相关分析。

局域 Moran's I 空间自相关分析结果显示：①就三级医疗机构的空间分布而言，呈高-高型聚集特征的是武侯区，呈低-高型聚集特征的是龙泉驿区、郫都区和青白江区。②就二级医疗机构的空间分布而言，呈高-高型聚集特征的是青羊区，呈低-高型聚集特征的是双流区、新都区。③就基层医疗机构而言，呈高-高型聚集特征的是锦江区，呈高-低型聚集特征的是邛崃市，呈低-低型聚集特征的是新都区、龙泉驿区、青白江区、郫都区及温江区。

（3）小结。

综上，成都市医疗机构的空间分布不均衡。就全域空间自相关性而言，基层医疗机构空间自相关性较强，二级、三级医疗机构的空间自相关性不明显。就局域空间自相关性而言，高-高型聚集区均位于成都市一圈层，低-高型聚集区内二级、三级医疗机构的服务能力和高-低型聚集区基层医疗机构的辐射作用均待提升，低-低型聚集区机构的发展不容忽视。

（二）能力——成都市各级医疗机构竞争力

本部分利用艾力彼第三方评价数据，陈述成都市顶级医院、省会市属医院、县级医院、中医医院、非公立医院、肿瘤医院、康复医院、医养结合医院及智慧医院等各级各类医院的综合竞争力在全国的排名情况，进一步分析成都市各级各类医院竞争力现状，为分级诊疗在成都市的进一步开展提供依据。竞争力的测量包括医疗质量、患者安全、医院运行、最优规模、医疗技术、品牌诚信和学科影响力 7 个维度。

1. 成都市顶级医院竞争力排名情况

2017—2019 年，成都市进入全国百强的顶级医院均是四川大学华西医院（武侯区）、四川省人民医院（青羊区、龙泉驿区）。与 2017 年相比，2019 年四川大学华西医院得分略有增长，名次保持不变，仍居全国第二名；四川省人民医院得分略有下降，但名次上升一名，居全国第 63 名（表 3-1）。两家医院综合竞争力差距较大。

表 3-1　成都市进入全国百强的顶级医院竞争力排名（2019 年）

省内排名	全国排名	医院名称	分值	是否公立	医院级别
1	2	四川大学华西医院	937.19	是	三甲
2	63	四川省人民医院	627.58	是	三甲

2. 成都市省会市属医院竞争力排名情况

2019 年，成都市进入全国百强的省会市属医院竞争力排名由高到低分别是成都市第三人民医院（青羊区）、成都市第二人民医院（锦江区、成华区）、成都市第五人民医院（温江区）、成都市第六人民医院（成华区）（表 3-2）。与 2017 年相比，2019 年，成都市第六人民医院重新进入全国百强，而成都市第一人民医院、成都大学附属医院、成飞医院未入全国百强。相较于全国而言，成都市省会市属医院竞争力排名总体呈较大的下降趋势。

表 3-2　成都市进入全国百强的省会市属医院竞争力排名（2019 年）

全市排名	全国排名	医院名称	分值	是否公立	医院级别
1	24	成都市第三人民医院	605.32	是	三甲
2	62	成都市第二人民医院	483.82	是	三甲
3	66	成都市第五人民医院	479.87	是	三甲
4	97	成都市第六人民医院	442.85	是	三甲

3. 成都市县级医院竞争力排名情况

2019 年，成都市进入全国 100 强/500 强的县级医院依次为简阳市人民医院、都江堰市人民医院、崇州市人民医院、邛崃市医疗中心医院、彭州市人民医院（表 3-3）。入围医院与 2017 年一致，但总体在全国的排名均略有提升。

表 3-3　成都市进入全国 100 强/500 强的县级医院竞争力排名（2019 年）

市内排名	全国排名	医院名称	分值	是否公立	医院级别
1	19	简阳市人民医院*	653.54	是	三甲
2	70	都江堰市人民医院*	400.67	是	三乙
3	140	崇州市人民医院**	—	是	三乙
4	141	邛崃市医疗中心医院**	—	是	三乙
5	177	彭州市人民医院**	—	是	三乙

注：* 表示全国 100 强县级医院，** 表示全国 500 强县级医院。

4. 成都市各级中医医院竞争力排名情况

2019 年，成都市进入全国 100 强/500 强的中医医院有 10 家，均是三甲公立医院。其中，成都中医药大学附属医院和成都市第一人民医院 2 家医院进入全国中医医院 100 强排名，得分分别为 745.94 和 662.80 分。其余 8 家中医医院进入 500 强排名。与 2017 年相比，2019 年成都市入围的中医医院数量（由 8 家增加到 10 家）、医院名次（新都区、简阳市、都江堰市和彭州市中医医院名次下降，四川省中西医结合医院、四川省第二中医医院、郫都区中医医院名次上升）以及医院级别（4 家医院由三乙提升为三甲）等方面均发生一定的变化。

表 3-4 成都市进入全国 100 强/500 强的中医医院竞争力排名（2019 年）

市内排名	全国排名	医院名称	分值	是否公立	医院级别
1	14	成都中医药大学附属医院*	745.94	是	三甲
2	33	成都市第一人民医院*	662.80	是	三甲
3	104	四川省中西医结合医院**	–	是	三甲
4	114	四川省第二中医医院**	–	是	三甲
5	228	成都市新都区中医医院**	–	是	三甲
6	287	成都市郫都区中医医院**	–	是	三甲
7	295	简阳市中医医院**	–	是	三甲
8	–	成都市双流区中医医院**	–	是	三甲
9	–	都江堰市中医医院**	–	是	三甲
10	–	彭州市中医医院**	–	是	三甲

注：＊表示全国 100 强中医医院，＊＊表示全国 500 强中医医院。

5. 成都市非公立医院竞争力排名情况

2019 年，成都市进入全国 100 强/500 强的非公立医院共 17 家，除成都现代医院、成都市西区医院和成都黄再军医院为三级外，其他入围的非公立医院级别大多为二甲及以下或未定。

排名从高到低的前 5 家医院依次为成都现代医院、成都市西区医院、成都誉美医院、成都黄再军医院、崇州市第二医院。其中，仅成都现代医院 1 家医院进入全国 100 强排名，得分为 296.02 分（表 3-5）。与 2017 年相比，2019 年成都市进入全国 100 强/500 强的非公立医院数量减少了 3 家。

表 3-5　成都市进入全国 100 强/500 强的非公立医院竞争力排名（2019 年）

全市排名	全国排名	医院名称	分值	医院级别
1	87	成都现代医院＊	296.02	三级
2	120	成都市西区医院＊＊	－	三乙
3	127	成都誉美医院＊＊	－	二甲
4	180	成都黄再军医院＊＊	－	三级
5	223	崇州市第二医院	－	二甲
6	238	成都新华医院＊＊	－	二甲
7	270	四川悦好医学美容医院＊＊	－	未定
8	299	成都安琪儿妇产医院＊＊	－	二级
9	－	成都双楠医院＊＊	－	二甲
10	－	成都金沙医院＊＊	－	二乙
11	－	成都西南儿童医院＊＊	－	二级
12	－	成都心血管病医院＊＊	－	三级
13	－	四川奥斯迪康骨医院＊＊	－	二甲
14	－	彭州同一医院＊＊	－	二甲
15	－	成都玛丽亚妇产儿童医院＊＊	－	未定
16	－	成都锦江大观医院＊＊	－	未定
17	－	成都长江医院＊＊	－	二甲

注：＊表示全国 100 强非公立医院，＊＊表示全国 500 强非公立医院。

6. 成都市肿瘤医院竞争力排名情况

2019 年，成都市进入全国肿瘤医院 50 强的医院共 1 家，即四川省肿瘤医院（三甲公立医院，肿瘤专科医院，全国排名第 13 位，得分 521.16）。

7. 成都市康复医院、医养结合医院竞争力排名情况

2018 年，成都市进入全国康复医院 100 强的医院共 3 家，即四川省康复医院、四川赫尔森康复医院和成都顾连康复医院（表 3-6）。

表 3-6　成都市进入全国 100 强的康复医院竞争力排名（2018 年）

全市排名	全国排名	医院名称	分值	是否公立	医院级别
1	12	四川省康复医院	346.04	是	三乙
2	34	四川赫尔森康复医院	256.05	否	三级
3	74	成都顾连康复医院	213.00	否	未定

2018 年，成都市进入全国医养结合机构 100 强的医院共 3 家，即四川省中西医结合医院北区（颐养中心）、成都黄再军医院（龙泉阳光康托苑）和龙泉纯德平安医院（成都市纯德养老中心）。

表 3—7 成都市进入全国 100 强的医养结合机构竞争力排名（2018 年）

全市排名	全国排名	医院名称	分值	是否公立	医院级别
1	12	四川省中西医结合医院北区（颐养中心）	398.55	是	三甲
2	18	成都黄再军医院（龙泉阳光康托苑）	372.17	否	一级
3	52	龙泉纯德平安医院（成都市纯德养老中心）	290.58	否	一甲

8. 成都市智慧医院 HIC 竞争力现状

2019 年，成都市进入全国 100 强/300 强的智慧医院 HIC 共 5 家，即四川大学华西医院、成都市第三人民医院、成都市第五人民医院、四川大学华西第二医院和四川省肿瘤医院，均为公立医院。

表 3—8 成都市进入全国 100 强/300 强的智慧医院 HIC 竞争力排名（2019 年）

全市排名	全国排名	医院名称	分值	是否公立	医院级别	信息化评级
1	33	四川大学华西医院 *	688.91	是	三甲	四级
2	—	成都市第三人民医院 **	—	是	三甲	四级甲等
3	—	成都市第五人民医院 **	—	是	三甲	—
4	—	四川大学华西第二医院 **	—	是	三甲	四级乙等
5	—	四川省肿瘤医院 **	—	是	三甲	—

注：* 表示全国 100 强，** 表示全国 300 强。

9. 小结

四川省各级医疗机构综合竞争力在全国排名中靠前，除了非公立医院实力稍弱，其他各级医疗机构竞争力排名至少在前 12 位，以省会市属医院为最，其排名进入前 5 位。成都市作为四川省的省会，经济实力强，所拥有的优质医疗资源较为丰富，远远超过四川省其他地、市、州。通过分析发现，成都市医疗资源有以下特点：①各级医疗机构排名中，西医医院比重大；②二级医疗机构上榜少；③县级医疗机构实力偏弱；④中医医院服务能力有所提升；⑤非公立医院数量多，但竞争力低；⑥肿瘤医院超负荷运转，治疗存在较大的供需缺口；⑦康复医院、医养结合机构数量不足，发展空间大；⑧智慧医院的发展为慢性病分级管理提供了可复制的新机遇。

（三）职能——成都市各级医疗机构主要就诊病种

本部分阐述成都市门诊患者的主要就诊病种。样本来源于成都市三圈层的各级医疗机构。一圈层随机抽取 2 个三甲医院、2 个区级医院和 2 个社区卫生服务中心，二圈层和三圈层分别随机抽取 2 个区县级医院、1 个社区卫生服务中心和 1 个乡镇卫生院作为调查机构。其中，二级、三级医疗机构主要收集重点科室（心脑血管相关科室、呼吸科、内分泌科及消化科）的病案资料，社区卫生服务中心收集中西医门/急诊的病案资料（2016 年 1 月、4 月、7 月和 10 月，每月 14 日全天的就诊病种）。共收集有效信息 21189 条。

1. 各级医疗机构的系统别就诊病种

市级医院排名前 5 位的就诊病种（按系统）占门诊病例的 88.3%，依次是心血管系统疾病（占 36.3%）、呼吸系统疾病（占 17.8%）、内分泌代谢性疾病（占 12.5%）、消化系统疾病（占 11.0%）以及常见症状和体征（占 10.7%），而泌尿系统疾病、骨关节疾病、精神神经系统疾病等占比较低。

区县级医院排名前 4 位的就诊病种（按系统）占门诊病例的 69.9%，依次是呼吸系统疾病（占 35.9%）、消化系统疾病（占 16.2%）、心血管系统疾病（占 10.4%）和泌尿系统疾病（占 7.4%）。而常见症状和体征、内分泌代谢性疾病、骨关节疾病、感染性疾病、眼科和精神神经系统疾病等占比较低。

社区卫生服务中心排名前 3 位的就诊病种（按系统）占门诊病例的 56.1%，依次是呼吸系统疾病（占 26.4%）、心血管系统疾病（占 18.0%）、内分泌代谢性疾病（占 11.7%）。乡镇卫生院排名前 3 位的就诊病种（按系统）占门诊病例的 69.9%，依次是呼吸系统疾病（占 44.7%）、消化系统疾病（占 14.8%）、骨关节疾病（占 10.4%）。

各级医疗机构就诊病种占比见图 3-1。

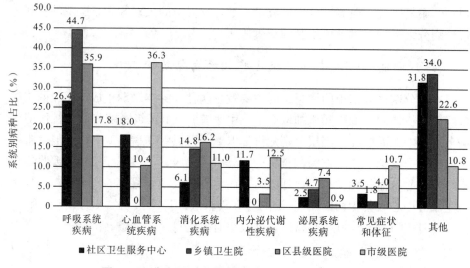

图 3—1 各级医疗机构就诊病种占比（系统别，%）

2. 各级医疗机构的主要就诊疾病

市级医院门诊就诊排在前 15 位的病种中，有 9 种为慢性病（占全病种的 51.5%），前 5 位的病种占门诊总量的 48.4%，依次是高血压（占 28.9%）、2 型糖尿病（占 8.8%）、支气管炎（占 3.7%）、心悸（占 3.6%）、胃炎（占 3.4%）。

区县级医院门诊就诊病种前 5 位占门诊总量的 37.0%，依次是上呼吸道感染（占 12.6%）、急性支气管炎（占 8.5%）、高血压（占 8.5%）、胃炎（占 4.6%）、2 型糖尿病（占 2.8%）。

社区卫生服务中心就诊病种前 5 位占门诊总量的 54.9%，依次是上呼吸道感染（占 18.0%）、高血压（占 16.2%）、2 型糖尿病（占 11.5%）、购药（占 6.3%）、体检（占 2.9%）。可见，社区卫生服务中心除提供医疗服务外，购药、体检、咨询、测血压等基础服务项目也占到了一定比例。

乡镇卫生院的就诊病种构成中，除上呼吸道感染外，其余病种分布较分散。上呼吸道感染病例占门诊总量的 20.8%，其次是急性支气管炎（占 6.1%），前 15 位病种中其余的 13 种合计仅占门诊总量的 31.4%。除前 15 位的病种外，其余病种占乡镇卫生院门诊总量的 52.2%。

市级医院调研科室病种构成图（按病种）见图 3—2。

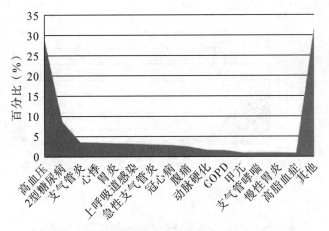

图3－2　市级医院调研科室病种构成图（按病种）

区县级医院调研科室病种构成图（按病种）见图3－3。

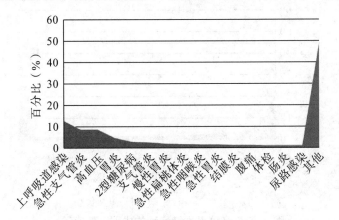

图3－3　区县级医院调研科室病种构成图（按病种）

社区卫生服务中心病种构成图（按病种）见图3－4。

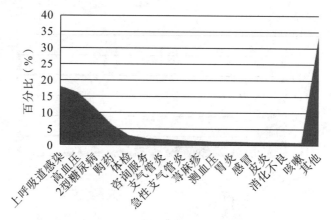

图3—4　社区卫生服务中心病种构成图（按病种）

乡镇卫生院病种构成图（按病种）见图3—5。

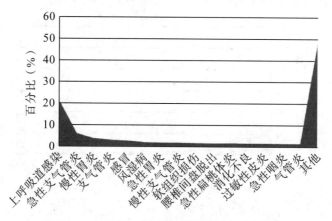

图3—5　乡镇卫生院病种构成图（按病种）

二、需方视角

按区域经济发展状况，分别抽取成都市中心 GX/WH 区、东部 XD 区及南部 HY 区为研究地区，以户籍所在地在成都且常住当地、无精神或听力障碍、能自我语言表达的 18～100 岁居民作为调查对象。应用分层整群抽样法在每区中随机抽取 4～6 个城镇小区和 4～6 个农转非小区。依居住人口数，在每个小区抽 2～3 栋楼，抽取门牌为单户的住户，对其家庭成员进行入户面对面问卷调查。样本量计算公式：$N = 2 \times \left[\mu_\alpha^2 \pi \ (1-\pi) \right] / \delta^2$，其中 δ 为容许误差，$\alpha = 0.05$，$\mu_\alpha^2 = 1.96$，计算样本量为 3600 人。本研究本次调查共发放问卷 3600 份，有效问卷 3301 份，有效回收率为 91.7%。使用 EpiData3.1 双录入，SPSS24.0 统计软件进行卡方检验、多因素分析等，检验水准 $\alpha = 0.05$。

（一）成都市居民慢性病相关的卫生服务需要及影响因素

1. 慢性病患病情况

（1）慢性病患病率。

本次调查的"慢性病"是指：①调查的前半年内，经过医生诊断明确有慢性病；②半年以前经医生诊断有慢性病，在调查的前半年内时有发作，并采取了治疗措施。二者有其一，被认定为患有慢性病。本次调查共有 3301 名调查对象，有 1238 人（37.5%）患有至少一种慢性病，略高于第六次国家卫生服务调查数据（全国 34.3%，西部城市 33.2%）。其中，60 岁及以上老年人（1888 例）的慢性病患病率为 53.2%，略低于第六次国家卫生服务调查数据（全国 59.1%，西部城市 59.3%）。

（2）单因素卡方检验。

应用卡方检验，了解不同人口学特征的调查对象，其慢性病患病情况是否存在差异。结果显示，年龄（$\chi^2 = 476.394$，$P < 0.001$）、文化程度（$\chi^2 = 146.297$，$P < 0.001$）、婚姻状况（$\chi^2 = 122.497$，$P < 0.001$）、城乡来源（$\chi^2 = 5.638$，$P = 0.020$）、居住地（$\chi^2 = 11.393$，$P = 0.003$）、就业情况（$\chi^2 = 314.433$，$P < 0.001$）、是否有医保（$\chi^2 = 15.598$，$P < 0.001$）、吸烟情况（$\chi^2 = 51.306$，$P < 0.001$）、饮酒情况（$\chi^2 = 20.845$，$P < 0.001$）不同的调查对象，其慢性病患病率的差异均有统计学意义（表 3-9）。

表 3-9 被调查居民慢性病患病单因素卡方检验

		慢性病患病		χ^2	P
		是	否		
性别	男	379	610	0.403	0.530
	女	859	1453		
年龄	18～29 岁	11	212	476.394	<0.001
	30～39 岁	13	247		
	40～49 岁	51	255		
	50～59 岁	187	437		
	60～69 岁	453	520		
	70～79 岁	349	246		
	≥80 岁	174	146		

续表3-9

| | | 慢性病患病 | | χ^2 | P |
		是	否		
文化程度	未上过学	182	167	146.297	<0.001
	小学	470	546		
	初中	340	616		
	高中/技校/中专	246	633		
	大专及以上	83	364		
婚姻状况	未婚	12	148	122.497	<0.001
	已婚	961	1674		
	离异	26	48		
	丧偶	239	193		
城乡来源	城镇	1112	1796	5.638	0.020
	农村	126	267		
居住地	GX/WH区	319	493	11.393	0.003
	XD区	272	562		
	HY区	647	1008		
就业情况	在业（包括灵活就业）	105	673	314.433	<0.001
	离退休	502	428		
	在校学生	4	29		
	失业	17	36		
	无业	610	897		
是否有医保	是	1187	1907	15.598	<0.001
	否	51	156		
吸烟情况	吸烟	538	981	51.306	<0.001
	已戒烟	114	69		
	不吸烟	586	1013		
饮酒情况	饮酒	151	376	20.845	<0.001
	不饮酒	1085	1686		

（3）多因素 Logistic 回归模型拟合。

以调查对象"是否患慢性病"作为因变量（0=否，1=是），以卡方检验有统计学意义的变量为自变量，进行二分类 Logistic 回归模型拟合。结果显示，在排除了混杂因素的基础上：①"年龄大""有吸烟史，已戒烟""婚姻状况为已婚、离异、丧偶"的调查对象，其慢性病发生的概率高。前述因素可视为调查对象慢性病患病的危险因素。②"相对较高的文化程度""居住地为XD区""城乡来源为农村""就业情况为离退休、失业、无业""不饮酒"的调查对象，其慢性病患病的发生率相对较低，提示这些因素可能是调查对象慢性病患病的保护因素（表3－10）。

表3－10 慢性病患病的 Logistic 回归分析结果

	B	S.E.	Wals	P 值	OR 值	OR 值的95%CI	
						下限	上限
年龄（18~29岁）			357.371	<0.001			
年龄（30~39岁）	0.014	0.420	0.001	0.973			
年龄（40~49岁）	1.349	0.345	15.278	<0.001	1.014	0.445	2.312
年龄（50~59岁）	2.110	0.321	43.109	<0.001	3.855	1.960	7.582
年龄（60~69岁）	2.821	0.316	79.761	<0.001	8.247	4.393	15.482
年龄（70~79岁）	3.308	0.320	106.729	<0.001	16.790	9.040	31.181
年龄（≥80岁）	3.134	0.329	90.765	<0.001	27.342	14.596	51.218
文化程度（未上过学）			66.070	<0.001			
文化程度（小学）	−0.131	0.126	1.081	0.299	0.877	0.685	1.123
文化程度（初中）	−0.402	0.131	9.433	0.002	0.669	0.518	0.865
文化程度（高中）	−0.664	0.162	16.777	<0.001	0.515	0.375	0.707
文化程度（技校）	−0.094	0.662	0.020	0.888	0.911	0.249	3.332
文化程度（中专）	−0.519	0.209	6.186	0.013	0.595	0.395	0.896
文化程度（大专）	−1.123	0.207	29.397	<0.001	0.325	0.217	0.488
文化程度（本科及以上）	−1.156	0.218	28.168	<0.001	0.315	0.205	0.482
婚姻状况（未婚）			100.838	<0.001			
婚姻状况（已婚）	1.959	0.303	41.816	<0.001	7.089	3.915	12.834
婚姻状况（离异）	1.899	0.387	24.145	<0.001	6.681	3.132	14.250
婚姻状况（丧偶）	2.726	0.315	74.722	<0.001	15.273	8.232	28.337
城乡来源（农村）	−0.272	0.115	5.613	0.018	0.762	0.609	0.954

	B	S.E.	Wals	P 值	OR 值	OR 值的 95%CI	
						下限	上限
居住地（GX/WH区）			11.355	0.003			
居住地（XD区）	-0.290	0.103	7.941	0.005	0.748	0.611	0.915
居住地（HY区）	-0.008	0.088	0.008	0.927	0.992	0.835	1.178
就业情况（在业）			120.189	<0.001			
就业情况（离退休）	-1.486	0.140	112.415	<0.001	0.226	0.172	0.298
就业情况（在校学生）	-1.190	0.641	3.446	0.063	0.304	0.087	1.069
就业情况（失业）	-1.077	0.330	10.661	0.001	0.341	0.178	0.650
就业情况（无业）	-0.847	0.134	39.689	<0.001	0.429	0.330	0.558
是否有医保（否）	0.337	0.184	3.355	0.067	1.400	0.977	2.007
吸烟情况（吸烟）			47.402	<0.001			
吸烟情况（已戒烟）	1.103	0.162	46.521	<0.001	3.013	2.194	4.136
吸烟情况（不吸烟）	0.053	0.075	0.511	0.475	1.055	0.911	1.221
饮酒情况（不饮酒）	-0.319	0.116	7.516	0.006	0.727	0.578	0.913
常量	1.793	0.402	19.903	<0.001	6.007		

2. 健康相关行为情况

调查对象中有吸烟行为者有 1519 例（46.0%），有吸烟史且戒烟者有 183 例（5.5%），不吸烟者有 1599 例（48.4%），1235 例（37.4%）有被动吸烟的情况发生；饮酒者有 527 例（16.0%）；口味重，爱吃较咸食物者有 449 例（13.6%）；有 231 例（7.0%）基本不吃早餐；每周锻炼少于 1 次者有 2040 例（61.8%）；日均睡眠时间少于 7 小时者有 1192 例（36.1%）；日均久坐时长超过 4 小时者有 2528 例（38.3%）；56.7% 不主动获取保健知识。这提示调查对象中主要的 6 个健康危害行为依次是缺乏锻炼、不主动获取保健知识、吸烟、久坐、被动吸烟、睡眠不足，健康教育任务艰巨。

调查对象的健康相关行为现况见表 3-11。

表 3−11　调查对象的健康相关行为现况

健康相关行为		例数	构成比（%）
吸烟现状	吸烟	1519	46.0
	已戒烟	183	5.5
	不吸烟	1599	48.4
30 天内被动吸烟超过 15min/d	0 天	2066	62.6
	1~10 天	429	13.0
	11~20 天	261	7.9
	21~30 天	545	16.5
是否每日吃早餐	是	3070	93.0
	否	231	7.0
饮食习惯	口味重	449	13.6
	适中	1070	32.4
	清淡	1782	54.0
每天睡眠时间	<7 小时	1192	36.1
	≥7 小时	2109	63.9
是否每周锻炼≥1 次	是	1261	38.2
	否	2040	61.8
久坐	≤2h/d	667	20.2
	2~4 h/d（含）	1370	41.5
	4~6 h/d（含）	944	28.6
	>6 h/d	1584	9.7
是否主动获取保健知识	是	1429	43.3
	否	1872	56.7
饮酒现状	饮酒	527	16.0
	不饮酒	2774	84.0

（二）成都市居民卫生服务利用及影响因素

1. 健康体检服务利用

（1）健康体检服务利用现状。

健康体检已被证明是一项有效的健康管理措施，它可促进早期预防、早期发现、早期诊断及早期治疗，减少疾病对人群健康和经济造成的危害。在 3301 名调查对象中，近 12 个月以来，有 1977 名调查对象曾利用过健康体检服务，该项服务的利用率达到 59.9％。就重点人群而言，1888 名 60 岁及以上老年人中，有 1278 名利用过健康体检服务，服务利用率达到 67.7％；在 1238 名慢性病患者中，有 831 名利用过健康体检服务，服务利用率为 67.1％。

（2）单因素卡方检验。

应用卡方检验，了解不同人口学特征的调查对象过去 12 个月健康体检服务利用情况是否存在差异。结果显示，性别（$\chi^2=5.143$，$P=0.023$）、年龄（$\chi^2=71.525$，$P<0.001$）、文化程度（$\chi^2=15.416$，$P=0.031$）、城乡来源（$\chi^2=7.407$，$P=0.006$）、就业情况（$\chi^2=28.405$，$P<0.001$）、是否有医保（$\chi^2=24.543$，$P<0.001$）、是否患慢性病（$\chi^2=22.548$，$P<0.001$）情况不同的调查对象，其健康体检服务利用存在统计学意义的显著性差异（表 3−12）。

表 3−12　调查对象健康体检服务利用的单因素卡方检验

		是否体检		χ^2	P
		是	否		
性别	男	612	341	5.143	0.023
	女	1366	982		
年龄	18~29 岁	121	102	71.525	<0.001
	30~39 岁	122	138		
	40~49 岁	138	168		
	50~59 岁	326	298		
	60~69 岁	618	355		
	70~79 岁	453	142		
	≥80 岁	198	122		
文化程度	未上过学	233	150	15.416	0.031
	小学	600	473		
	初中	558	405		
	高中/技校/中专	309	160		
	大专及以上	277	136		
婚姻状况	未婚	74	46	2.521	0.471
	已婚	1580	1095		
	离异	52	26		
	丧偶	273	155		
城乡来源	城镇	1797	1145	7.407	0.006
	农村	182	177		

续表3-12

| | | 是否体检 | | χ^2 | P |
		是	否		
就业情况	在业（包括灵活就业）	353	315	28.405	<0.001
	离退休	640	289		
	在校学生	10	2		
	失业	24	32		
	无业	951	649		
是否有医保	是	1913	1203	24.543	<0.001
	否	66	119		
是否患慢性病	是	866	425	22.548	<0.001
	否	1113	897		

（3）多因素 Logistic 回归模型拟合。

以调查对象过去 12 个月"是否体检"作为因变量（0＝否，1＝是），以卡方检验有统计学意义的变量为自变量，进行二分类 Logistic 回归模型拟合。结果显示，在排除了混杂因素的基础上，"老年人群""文化程度较高""有医保""患慢性病"的调查对象，其健康体检服务利用率相对较高。这提示这些因素可能是调查对象健康体检服务利用的保护因素（表 3-13）。

表 3-13 健康体检服务利用的 Logistic 回归分析结果

| | B | S.E. | Wals | P 值 | OR 值 | OR 值的 95%CI | |
						下限	上限
性别（女）	-0.043	0.123	0.122	0.727	0.958	0.753	1.218
年龄（18～29 岁）	—	—	54.542	<0.001	—	—	—
年龄（30～39 岁）	-0.106	0.286	0.136	0.712	0.900	0.513	1.577
年龄（40～49 岁）	0.143	0.293	0.239	0.625	1.154	0.650	2.047
年龄（50～59 岁）	0.483	0.288	2.818	0.093	1.620	0.922	2.847
年龄（60～69 岁）	1.015	0.301	11.352	0.001	2.759	1.529	4.978
年龄（70～79 岁）	1.616	0.322	25.132	<0.001	5.032	2.675	9.465
年龄（≥80 岁）	0.828	0.369	5.023	0.025	2.289	1.109	4.722
文化程度（未上过学）	—	—	36.646	<0.001	—	—	—
文化程度（小学）	-0.127	0.183	0.478	0.489	0.881	0.616	1.261

	B	S.E.	Wals	P值	OR值	OR 值的 95%CI	
						下限	上限
文化程度（初中）	0.250	0.201	1.556	0.212	1.284	0.867	1.903
文化程度（高中）	0.731	0.259	7.967	0.005	2.076	1.250	3.448
文化程度（技校）	0.283	0.693	0.167	0.683	1.328	0.341	5.167
文化程度（中专）	0.902	0.354	6.491	0.011	2.465	1.231	4.934
文化程度（大专）	1.007	0.294	11.738	0.001	2.737	1.539	4.870
文化程度（本科及以上）	1.271	0.348	13.304	<0.001	3.564	1.800	7.055
城乡来源（农村）	−0.141	0.170	0.693	0.405	0.868	0.622	1.211
就业情况（在业）	—	—	1.452	0.835	—	—	—
就业情况（离退休）	−0.092	0.208	0.196	0.658	0.912	0.606	1.372
就业情况（在校学生）	1.079	1.127	0.916	0.339	2.941	0.323	26.791
就业情况（失业）	−0.223	0.415	0.289	0.591	0.800	0.355	1.805
就业情况（无业）	−0.082	0.180	0.209	0.648	0.921	0.648	1.310
是否有医保（是）	−0.760	0.236	10.317	0.001	2.137	1.345	3.398
是否患慢性病（是）	0.276	0.120	5.333	0.021	1.318	1.043	1.667
常量	−0.293	0.365	0.642	0.423	0.746	—	—

2. 慢性病患者规范指导情况

以高血压和糖尿病为例，3301 名调查对象中，分别有 692 名和 317 名自报患有被医生诊断的高血压和糖尿病。在高血压患者中，99.7%近 3 个月接受了医务人员的防治指导；56.1%近 1 年接受了医务人员随访 1~5 次，43.9%未接受随访；85.3%按医嘱规律服药；75.4%自报血压控制在正常范围内。在糖尿病患者中，99.4%近 3 个月接受了医务人员的防治指导；70.9%近 1 年接受了医务人员随访 1~5 次，29.1%未接受随访；91.2%按医嘱规律服药；60.4%自报血糖控制在正常范围内。

高血压/糖尿病患者规范指导、依从性及疗效见表 3−14。

表 3-14　高血压/糖尿病患者规范指导、依从性及疗效

病种	患病情况（人，%）	近3个月接受防治指导情况（%）	近1年接受随访的次数（次，%）	服药情况（%）：①规律服药（按医嘱）；②间断服药（偶尔/必要时/服药不足）；③从不服药	是否控制住病情（%）：①是；②否；③不清楚
高血压	692，21.0%	99.7%	0 次，43.9%	①85.3%②6.6%③8.1%	①75.4%②17.1%③7.5%
			1 次，5.5%		
			2 次，5.5%		
			3 次，3.5%		
			4 次，2.3%		
			5 次，39.3%		
糖尿病	317，9.61%	99.4%	0 次，29.1%	①91.2%②2.5%③6.3%	①60.4%②34.0%③5.7%
			1 次，7.0%		
			2 次，3.2%		
			3 次，5.1%		
			4 次，3.8%		
			5 次，51.9%		

3. 住院服务

（1）住院服务利用现状。

3301 名调查对象中，最近一年的住院人数为 621 人，近一年住院率为 18.8%，另有 75 人需住院而未住院，需住院而未住院率为 12.07%。60 岁及以上老年人的住院率为 22.7%。老年人中需住院而未住院率为 10.2%。

$$住院率＝住院人数或人次数/总人数×100\%　　　公式23$$
$$未住院率＝需住院而未住院人数或人次数/需住院人数×100\%　公式24$$

老年人需住院而未住院的主要原因包括经济困难（占 32.0%）、认为没有必要（占 18.7%）、无有效措施（占 16.0%）、认为医院服务差（占 12.0%）、没有床位（占 9.3%）、没有时间（占 8.0%）等。

（2）单因素卡方检验。

如表 3-15 所示，本研究对不同人口学特征的调查对象的近一年住院情况进行单因素卡方检验。结果显示，"居住地""城乡来源""性别""年龄""文化程度""婚姻状况""就业情况"和"是否患慢性病"情况不同的人群，其近一年来住院情况的差异存在统计学意义（$P<0.05$）。

表3-15 近一年来不同人口学特征的调查对象住院情况单因素分析

变量		住院（人）	未住院（人）	χ^2	P
居住地	GX/WH 区	147	665	6.160	0.046
	XD 区	181	653		
	HY 区	293	1362		
城乡来源	城镇	567	2341	7.514	0.006
	农村	54	339		
性别	男	153	836	10.328	0.001
	女	468	1844		
年龄	18~29 岁	28	195	70.457	<0.001
	30~39 岁	39	221		
	40~49 岁	26	280		
	50~59 岁	110	514		
	60~69 岁	172	801		
	70~79 岁	164	431		
	≥80 岁	82	238		
文化程度	未上过学	77	272	47.777	<0.001
	小学	252	764		
	初中	133	823		
	高中/技校/中专	93	439		
	大专及以上	66	381		
婚姻状况	未婚	12	148	27.745	<0.001
	已婚	487	2148		
	离异	11	63		
	丧偶	111	321		
就业情况	在业（包括灵活就业）	81	697	53.080	<0.001
	离退休	185	745		
	在校学生	3	30		
	失业	12	41		
	无业	340	1167		
是否有医保	是	590	2504	2.128	0.145
	否	31	176		

续表3-15

变量		住院（人）	未住院（人）	χ^2	P
是否患慢性病	是	353	885	122.064	<0.001
	否	268	1795		

（3）多因素 Logistic 回归模型拟合。

本研究将近一年住院率作为因变量（0＝未住院，1＝住院），"居住地""城乡来源""性别""年龄""文化程度""婚姻状况""就业情况"和"是否患慢性病"作为自变量，进行 Logistic 回归分析。结果显示，在排除混杂因素的前提下：①相对于城市居民而言，农村居民的住院率是前者的 0.725 倍（$P<0.05$）；②相对于男性而言，女性的住院率是前者的 1.387 倍（$P=0.001$）；③相对于 18~29 岁的居民而言，年龄为 70~79 岁者、80 岁及以上者，其住院率分别是前者的 2.650 倍和 2.399 倍（$P<0.001$）；④相对于小学及以下文化程度而言，初中、本科及以上文化程度者，其住院率分别是前者的 0.571 倍和 0.551 倍（$P<0.05$）；⑤与未婚者相比，已婚和丧偶者，其住院率分别是前者的 2.594 倍和 3.963 倍（$P<0.05$）；⑥与在业人员相比，离退休者、失业者和无业者，其住院率分别是前者的 2.137 倍、2.519 倍和 2.507 倍（$P<0.05$）；⑦"患慢性病"的调查对象，其住院率是"未患慢性病"者的 2.672 倍（$P<0.001$）。也就是说，"城镇来源""女性""高龄""低文化程度""已婚""丧偶""离退休""失业""无业"和"患慢性病"等因素是调查对象住院服务利用的危险因素。

调查对象住院服务利用的 Logistic 回归分析见表 3-16。

表 3-16　调查对象住院服务利用的 Logistic 回归分析

	B	S.E.	Wals	P 值	OR 值	OR 值的 95%CI	
						下限	上限
居住地（GX/WH区）	—	—	9.271	0.010	—	—	—
居住地（XD区）	0.224	0.133	2.852	0.091	1.251	0.965	1.622
居住地（HY区）	−0.116	0.118	0.969	0.325	0.890	0.707	1.122
城乡来源（农村）	−0.321	0.162	3.915	0.048	0.725	0.528	0.997
性别（女性）	0.327	0.102	10.269	0.001	1.387	1.135	1.694
年龄（18~29 岁）	—	—	67.139	<0.001	—	—	—
年龄（30~39 岁）	0.206	0.266	0.599	0.439	1.229	0.729	2.072

续表3—16

	B	S.E.	Wals	P 值	OR 值	OR 值的95%CI	
						下限	上限
年龄（40~49岁）	−0.436	0.288	2.293	0.130	0.647	0.368	1.137
年龄（50~59岁）	0.399	0.228	3.070	0.080	1.490	0.954	2.329
年龄（60~69岁）	0.402	0.219	3.381	0.066	1.495	0.974	2.297
年龄（70~79岁）	0.975	0.222	19.280	<0.001	2.650	1.715	4.094
年龄（≥80岁）	0.875	0.239	13.383	<0.001	2.399	1.501	3.835
文化程度（未上过学）	—	—	46.868	<0.001	—	—	—
文化程度（小学）	0.153	0.148	1.065	0.302	1.165	0.872	1.558
文化程度（初中）	−0.561	0.159	12.375	<0.001	0.571	0.418	0.780
文化程度（高中）	−0.254	0.188	1.821	0.177	0.776	0.536	1.122
文化程度（技校）	0.058	0.671	0.007	0.931	1.060	0.285	3.946
文化程度（中专）	−0.409	0.253	2.612	0.106	0.664	0.404	1.091
文化程度（大专）	−0.400	0.221	3.279	0.070	0.670	0.435	1.034
文化程度（本科及以上）	−0.596	0.238	6.294	0.012	0.551	0.346	0.878
婚姻状况（未婚）	—	—	25.415	<0.001	—	—	—
婚姻状况（已婚）	0.953	0.294	10.550	0.001	2.594	1.459	4.612
婚姻状况（离异）	0.694	0.436	2.528	0.112	2.001	0.851	4.707
婚姻状况（丧偶）	1.377	0.309	19.804	<0.001	3.963	2.161	7.269
就业情况（在业）	—	—	50.673	<0.001	—	—	—
就业情况（离退休）	0.759	0.143	28.086	<0.001	2.137	1.614	2.830
就业情况（在校学生）	−0.150	0.617	0.059	0.808	0.860	0.257	2.883
就业情况（失业）	0.924	0.349	7.022	0.008	2.519	1.272	4.987
就业情况（无业）	0.919	0.133	48.055	<0.001	2.507	1.933	3.251
是否患慢性病（是）	0.983	0.091	117.026	<0.001	2.672	2.236	3.192
常量	2.082	0.422	24.341	<0.001	8.024	—	—

（三）成都市居民慢性病就诊偏好

1. 居民门诊服务选择偏好

（1）现状。

在患一般疾病且寻求门诊服务时，本次调查对象中，26.6％的城镇居民和44.4％的农村居民首选社区卫生服务站或村卫生室就诊；24.2％的城镇居民和45.9％的农村居民首选社区卫生服务中心或乡镇卫生院；12.4％的城镇居民和6.3％的农村居民首选私人诊所；此外，36.8％的城镇居民和3.4％的农村居民首选综合性医院。

（2）不首选基层医疗机构的原因。

对于一般疾病，调查对象不首选基层医疗机构的前五位原因（图3－6）包括技术水平低（42.4％）、基础设施设备差（17.7％）、药品品种少（16.5％）、医院距离近（便利）（9.9％）和报销政策（3.1％）。

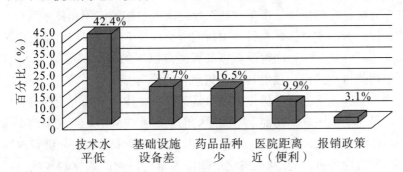

图3－6 调查对象不首选基层医疗机构的原因（前五位）

2. 住院服务选择偏好

（1）现状。

在患病需要住院且采取住院行为时，38.9％、28.8％和17％的患者首选区县级医院、市级医院和乡镇卫生院接受住院治疗。另外，8.2％的患者首选省级或更高级别的医院，7.2％的患者则视病情选择医院级别。

（2）选择住院机构的原因。

88.8％依据自身病情和医院诊治能力，54.1％根据医保定点及报销政策，43.4％根据医疗机构的费用水平，28.8％根据方便程度（有熟人和离家近），16.0％根据医疗机构服务规范性。另有7.2％根据首诊医生的建议选择住院机构。

三、案例——成都市某医联体建设经验总结

（一）背景

如前所述，成都市基层医疗机构已初具规模，但服务能力亟待提升。不同行政区二级医疗机构的数量差异显著，枢纽作用参差不齐，县级医疗机构总体实力偏弱。三级医疗机构则总量不足，空间可及性较差。居民慢性病患病情况、与慢性病有关的健康危害行为等不容忽视。健康教育、行为干预、健康体检服务利用、慢性病患者接受规范指导服务、住院服务利用等均存在一定缺口。卫生服务需求和利用的影响因素较为复杂。

除此之外，成都市慢性病分级管理体系还面临资源整合不足、重复或分散建设、多头管理或采集、多系统并立等问题。就信息化建设而言，信息化发展不平衡，信息孤岛、信息烟囱问题依然存在，业务协同和数据共享不足，难以有效支撑分级诊疗的落地，严重制约医疗健康大数据的应用和技术创新。在此背景下，在政府的支持下，在科技项目的资金推动下，由成都市某三甲医院牵头，以某些县级医院为枢纽医院，以县级医院以下的各基层医院为网底医院，通过一系列的机制建设、技术帮扶、信息化建设等措施，建立一个资源共享、分工合作、无缝连接、高效运作的纵向紧密型医联体。特别说明的是，由于条件所限，经与案例医联体协商，本课题的前期研究成果中，仅在案例实践中应用了"慢性病分级管理评价指标体系"（用于对医联体慢性病分级管理的运行情况进行阶段性评价），并从网络化治理的视角对案例医联体的各项机制进行了归类总结。

（二）体系结构与功能

1. 纵向紧密型四级网络体系

建立了纵向紧密型、互通式医联体，上下联动，形成市、县、乡、村四级网络体系，即"1+n+n+n"体系。"1+n+n+n"中的"1"代表市级三甲医院（牵头的某市级医院），第一个"n"代表枢纽医院（某区县级医院），第二个"n"代表区县级医院下属的乡镇卫生院/社区卫生服务中心，第三个"n"代表乡镇卫生院/社区卫生服务中心下属的村卫生站/卫生所/社区卫生服务站（图3-7）。

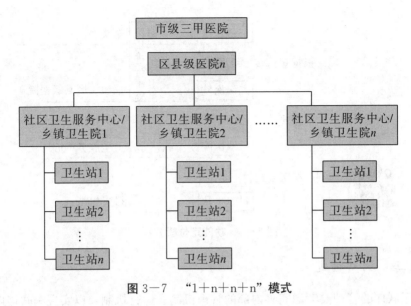

图 3－7　"1＋n＋n＋n"模式

2. 功能定位

在该医联体建设中,将提高基层医疗服务能力作为核心任务。将"保基层促进转型、建机制促进发展、强基层提升能力、优服务提升满意度"作为核心纲领。

(1) 市级医疗机构的牵头作用。

牵头医院在技术、设备和服务上都处于较好水平,并给予枢纽区县级医院技术支持,帮助后者提升临床技术水平、技术影响力,完善专业仪器设备、配套基础设施建设和逐步实现全面信息化,协助医联体提供优质服务,提升服务对象的综合满意度。

(2) 区县级医院枢纽作用。

在该医联体建设中,区县级医院起"中间纽带"的作用。作为提高基层服务能力的重要载体,区县级医院服务水平的提升成为关键所在。因此,区县级医院应切实承担起县域内疾病预防,疑难重症的诊断、治疗、急诊急救的责任,更好地发挥枢纽作用。

(3) 基层网底作用。

在该医联体建设中,社区卫生服务机构起基层网底的作用。基层服务能力的提升和标准化管理是重中之重。因此,基层医疗机构应承担起辖区慢性病健康管理、常见疾病诊治、疑难重症转诊、康复等责任。

功能定位模式图见图 3－8。

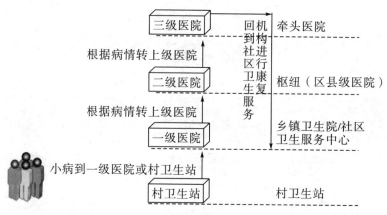

图3—8　功能定位模式图

（三）机制构建

　　医联体的管理要考虑完善内部的管理机制、运行机制，以实现医联体内部资源效率利用的最大化。在本案例中，医联体建设被纳入牵头医院及区县级医院的中长期规划中。在机制构建中，该医联体也做了许多积极的尝试。其基于网络化治理的视角，在以下几方面构建机制：①资源整合机制。通过整合多元主体的资源，构建大部制/大科制、派驻专家常态化制度、上下贯通培训和进修制度、师带徒机制等。②责任监督机制。构建慢性病分级管理评价指标体系、绩效考核机制、资产管理制度、诊治/指导责任体系管理制度等。③利益驱动机制。主要构建激励/补偿机制。④互动协商机制。建立联席会议制度、沟通机制及安全的医疗健康信息共享机制。⑤合作信任机制。通过诚信评价、文化建设、有效沟通、兑现承诺等措施构建信任机制。⑥科技赋能机制。通过技术创新发展重点专科、远程医疗、诊疗服务网络化等。

　　网络化治理视野中某医联体机制构建情况见图3—9。

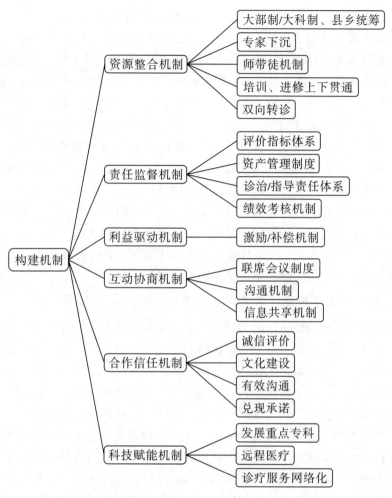

图 3—9　网络化治理视野中某医联体机制构建情况

（四）措施

1. 标准化建设

通过标准化建设，促进医联体内提供一体化、同质化的服务。①优化设计诊疗流程，统一诊疗规范。通过整合医疗资源、优化服务流程、消除院间壁垒，以牵头医院诊疗及操作规范为母版，区县级医院及乡镇卫生院根据此模板开展疾病诊治，做到操作贯通、质量考核贯通。②探索医联体分级诊疗体系和标准。围绕分级诊疗核心问题建立和完善分级诊疗和双向转诊管理体系，开发并采取积极措施落实双向转诊。

2. 管理一体化

在医联体内部，实施大部制/大科制的协同管理及管理专家下沉制度。①大科制是指由牵头医院、枢纽医院以及各网底医院的专科科室形成一个大科室。其中，牵头医院科室主任任大科主任，区县级医院科室主任任大科副主任，网底医院各科室主任任大科科员。在管理协同的基础上，基于相应的管理机制，使医联体内部形成"科联体"。②大部制是指由牵头医院、枢纽医院及各网底医院的各职能部门共同形成一个大部。其中，牵头医院职能部门主任任大部主任，区县级医院职能部门主任任大部副主任，网底医院各职能部门主任任大部科员，使医联体内部形成"部联体"。③管理专家下沉则指人力资源、财务、运营、医务、护理等各部门的管理专家到下级医院工作，帮助下级医院发展。例如，牵头医院派一位院长助理到区县级医院任院长，区县级医院派一位副院长到乡镇医院任院长，乡镇医院的医生能受到区县级医院的管理，同时区县级医院也能受到市级医院的管理，形成一个无缝的管理团队。④带动基层医疗机构诊疗同质化试点探索，实现优质医疗资源上下贯通，提升医联体内医疗服务体系整体效能，实现资源共享、诊疗同质、结果互认。

3. 促进区县级医院及基层医疗机构能力提升

发挥牵头医院与枢纽医院的引领作用，针对区域内疾病谱和重点疾病诊疗需求，促进区县级医院及基层医疗机构能力提升。①在医联体内部，通过牵头医院下派专家长驻、短期工作或不定期支援下级机构，组织医疗团队定期前往网底医院等途径，基于临床带教、教学查房、业务指导、讲座培训等形式，实现人才培养的下通。②通过定期安排下级机构（包括县、乡镇、社区机构）管理人员及业务骨干到上级机构（包括县级、市级机构）挂职锻炼、进修培训，为下级机构各科室提供学习先进管理经验、医疗新技术的机会，从而实现人才培养的上通。③牵头医院的海外教学基地向医联体成员开放，实现人才培养渠道互通共享。④牵头医院或枢纽医院帮助下级机构引进实用性强、安全性高、疗效显著、群众需求高的新业务、新技术、新项目。⑤牵头医院在发展自身重点专科的基础上，帮助下级机构进行重点专科建设，提升医联体的整体竞争力。

4. 利用信息化，促进一体化、同质化服务

①区域内诊疗信息互联互通。探索建立基于区块链技术，具有敏感信息隐私保护和细粒度访问控制等功能的居民电子病历以及健康档案信息存储和传输体系，保证系统运行过程中患者数据的准确性、完整性、及时性和可追溯性，实现医联体覆盖区域内诊疗信息互联互通。②开发人工智能全科医生辅助诊疗系统，助力家庭医生模式推进。③构建提供基础普适性服务的云医疗平台，打造云医疗生态圈。基于云医疗平台，开展互联网健康咨询、网上预约分诊、在线问诊、移动支付、检查检验结果查询、随访跟踪及深度定制服务等，方便群

众便捷获取医疗健康服务。保证患者在平台内的信息互联互通，促进覆盖患者全生命周期的预防、治疗、康复和健康管理一体化健康服务。④搭建远程诊疗平台，提升基层医务人员疾病诊治水平。⑤开发双向转诊手机 APP 和微导诊平台，提高医联体内双向转诊的效率。⑥助力政府监管，规范医疗行为。通过自动监控医疗行为过程，实现医疗行为监管，促进各主体在云医疗活动中的行为规范，为政府决策提供数据支撑。

5. 支持保障

①坚持文化融合。通过管理理念、规章制度、标示标牌、宣传路径的四统一，医联体内部将文化理念和文化传统有效融入。②突出绩效考核。运用关键绩效指标（KPI）原理建立院、科两级绩效考核体系，并将重点专科的关键指标纳入医联体内核心业绩指标。③落实硬件支持。牵头医院为医联体下级机构提供远程医疗设备等。④强化链条式服务，助力双向转诊落地。打造 24 小时服务中心、绿色通道、中转病房、转诊 APP，实施号源预留、基本药物衔接机制等。⑤助力家庭医生签约模式落地。统一慢性病用药目录，开设慢性病诊疗工作室，进行一区三站特色签约。

（五）成效

1. 促进了医联体的建设

本案例中，该医联体坚持统筹协调、分工协作、资源共享、发展同步的原则，逐渐完善医联体的管理构架和各项管理机制，全方位推行医联体信息化和精细化管理。

第一，医疗信息化建设得到大力推进。在医联体内部，云医疗全科医生智能工作站、智能 MDT 多学科会诊/双向转诊系统、云医疗数据共享中心、全科医生辅助诊疗系统、云医疗应用超市和智能文本协同标注系统的平均使用覆盖率达到 55.3%。在一定程度上打破了医联体成员单位之间的信息壁垒，增强了卫生资源的空间可及性，体现了"以人为本"的核心理念，大大地提升了医联体的运行效率。

第二，通过实施"派驻专家常态化"的管理制度，医联体牵头医院继续落实"管理人员和技术人员下沉"的辐射带动模式，开展形式多样的技术帮扶和培训活动，进一步提升了成员单位的管理水平，增强了基层医疗机构的"造血"功能，提高了卫生服务质量，大大降低了基层医疗卫生人力资源的流失率，实现了优质医疗资源和居民就医的"双下沉"，促进了"大病不出县"目标的实现。以 DR 县为例，该医联体通过对 DR 县的对口帮扶，实现 24 小时不间断远程心电图、远程动态心电/血压监测。2019 年上半年，94.5% 的贫困患者在县域内得到妥善治疗。

第三，通过信息化建设和机制建设，近 63％ 的医务人员认为医联体内部的资源配置得到进一步优化，分级诊疗功能不断完善，逐渐形成一级（网底）、二级（枢纽）和三级（龙头）医疗机构资源协同，区域＋专科特色联动，双向转诊顺畅，优势互补的立体化区域医疗卫生服务网络。

总之，通过构建区域医联体统一交互服务平台，实现医联体之间信息系统的互联互通，促进医联体各参与主体之间进行纵向卫生资源的整合，通过有序连接各服务环节，促进医疗卫生服务的分级、连续、协调、可及和高效，提高医联体内各医院诊疗服务整体绩效。

2. 家庭医生签约模式落地

家庭医生签约模式是指以全科医生为主要载体，以社区为范围、家庭为单位，以全面健康管理为目的的契约服务，为家庭成员提供连续、安全、有效、适宜的综合医疗卫生服务和健康管理。近年来，该医联体通过采取一系列的措施，在基层试行了家庭医生签约服务模式，为今后各地广泛运用该模式积累了宝贵的经验。①通过 50 种常见病诊疗流程的梳理、形式多样的技能培训（累计超 600 人次），以及人工智能全科医生辅助诊疗系统、智能文本协同标注系统、病历审查系统的开发和一定范围内的应用，加之优质资源共享和下沉基层等措施的实施，在很大程度上增强了基层医疗机构的首诊能力和卫生服务的规范性。②通过家庭医生信息化服务平台的搭建，方便医务人员为群众/患者建立健康档案，开展评估、干预、追踪、随访，有效提升了家庭医生健康管理的效率，也促进了"持续性服务"目标的实现。群众对家庭医生签约制度的认知和接纳度均有一定程度的提升，为广泛开展基于家庭医生的疾病预防与控制工作奠定了良好的基础。

3. 理顺了患者在医联体内的就医流程

本课题通过开发和应用医疗云平台、双向转诊和智能 MDT 多学科会诊系统、云医疗门户等一系列信息化管理系统，有效地解决了就医难题，方便了群众就医，降低了医联体内各级医疗机构的管理成本，营造了优质、便捷、高效的医疗服务环境。与此同时，通过逐步完善管理信息系统、临床信息系统、辅助支持信息系统等，理顺和优化了医疗卫生服务和业务流程，缩短了服务对象的等候时长，提高了医务人员的工作效率，促进了医-护-患的业务联动、信息共享和服务体系的功能完善。例如，某区部分社区卫生服务中心与牵头医院建立了全科联合病区，借助研发的转诊平台，不仅促进了上下转诊，还实现了"人未到信息先到，医务人员已准备就绪"的高效服务供给。此外，值得一提的是，随着标准化诊疗路径的建立、双向转诊系统和机制的不断完善，规范上下转诊的指征和流程、打通"社区家庭医生—二级医疗机构—三级医疗机构"

双向转诊绿色通道起到了至关重要的作用，有效地促进了医联体内的上下联动、衔接互补。

4. 区域内医院产生了协同作用

医联体以制度和文化为纽带，通过建章立制、文化引领，力求统一思想、凝聚人心。该医联体通过搭建平台、统一标准，整合互联网、物联网、大数据、人工智能、虚拟现实等前沿技术，形成技术创新并应用于医联体的建设中，打破了机构间的信息壁垒，实现云端医疗卫生信息（如电子健康档案、电子病历的连续记录和信息）的互联互通、充分共享（如打造多学科协作团队，通过云会诊、云转诊等实现各类资源共享）和业务协同（通过构建线上/线下业务协同机制，为"资源共享、诊疗同质、结果互认"的实现提供有力保障）。有 65.2％的人员认为该平台在"打通医联体之间的医疗信息壁垒、促进区域内医院的协同"方面起到了很大的作用，从而促进了医联体内各医疗机构之间医技、检查、诊断等诊疗服务的同质化和覆盖群众全生命周期的预防、治疗、康复和健康管理服务的一体化，减少了卫生服务体系碎片化，促进了机构间的优势互补，提高了医疗卫生服务质量。

5. 健康管理由"治"到"防"

随着"健康中国 2030"战略的不断推进，医联体向健康联合体（简称健联体）转型升级已成为必然趋势。其关键是要实现由"治病为中心"向"健康为中心"的转变，构建"以健康为中心"的组织体系。因此，医疗卫生服务将从抓重点人群、重点健康问题，逐渐向面向全人群、关注全生命周期转型。这就需要整合所有与健康相关的要素，制定科学长效的激励机制，构建跨学科团队，加强基层人才体系和信息化建设，形成高效的医疗卫生服务提供模式等。

从本质上讲，在探索健康管理从"治"到"防"的有效路径方面，本案例医联体的实践是值得分享的。首先，通过对所辖社区居民常见病、多发病的数据收集，找到区域疾病的防控重点，为基层健康管理的重心前移提供依据。其次，通过试行家庭医生签约制度，构建多学科协作团队，共同探索覆盖社区居民全生命周期的一体化服务模式。同时，通过信息化建设，提升基层医疗机构人力资源的服务能力、管理效率，并实现基于大数据的个体化健康管理方案的制订。此外，在医联体慢性病分级管理评价指标体系的构建中，引入慢性病管理三级预防的相关指标，为实际工作由"治"转向"防"起到一定的引导作用。

（六）挑战

第一，牵头医院费用支出压力大。例如，在医联体推进过程中，无论是海外培训基地、专项培训还是继续教育，牵头医院均是免费向医联体成员单位提供的，同时还在设备上给予基层医疗机构支持，这增加了牵头医院额外的经济负担。

第二，医保政策阻碍了医联体内分级诊疗的推进。牵头医院实行医保总额预付，但区县级医院实行医保总额控制，限制了医保资金的有效利用。且患者在医联体不同层次医院间转诊需重复缴纳门槛费，会增加患者的经济负担。医保的经济杠杆作用淡化明显。

第三，基药政策有待完善。一方面，《国家基本药物目录》的实施，使基层医疗机构在药品使用上受到极大的限制。例如，当上级医院就诊的重大疾病患者在康复期需下转时，可能因为基层医疗机构缺乏所需药品而不愿下转。另一方面，基药生产和供应不足，也影响医疗机构服务能力的发挥。

第四，医联体内还未实现有效的互利共赢。大医院和基层医院之间的利益博弈问题是医联体内部制度建设的极大障碍。医联体内部还未形成真正意义上的风险共担机制，以激励为基础的合理的利益分配关系有待形成。

参考文献

[1] 唐皇凤，吴昌杰. 构建网络化治理模式：新时代我国基本公共服务供给机制的优化路径 [J]. 河南社会科学，2018，26（9）：7−14.

[2] 何植民，齐明山. 网络化治理：公共管理现代发展的新趋势 [J]. 甘肃理论学刊，2009（3）：110−114.

[3] 斯蒂芬·戈德史密斯，威廉·D. 埃格斯. 网络化治理：公共部门的新形态 [M]. 孙迎春，译. 北京：北京大学出版社，2008.

[4] 姚梅. 网络化治理：推进我国治理体系和治理能力现代化的新视阈 [J]. 铜陵职业技术学院学报，2017，16（1）：14−18.

[5] 何继新，付美佳. 网格化转型创新：城市社区基层公共服务网络化治理改革逻辑 [J]. 理论与现代化，2022（3）：65−79.

[6] 刘波，李娜. 网络化治理——面向中国地方政府的理论与实践 [M]. 北京：清华大学出版社，2014.

[7] 郑鑫，毛寿龙. 如何实现网络化治理？——评 Network Governance and the Differentiated Policy：Selected Essays，Volume Ⅰ 与 Interactive Governance：Advancing the Paradigm [J]. 公共行政评论，2019，12（3）：174−186.

[8] 杜钰. 网络化治理研究述评——基于 CSSCI（2001—2020）期刊数据的计量分析 [J]. 行政与法，2022（1）：82−91.

[9] Peterson J，Müftüler−Baç M. Global governance：promise，patterns，prospects [J]. Working Paper，2014（9）：4.

[10] 周三多，陈传明，鲁明鸿. 管理学原理与方法 [M]. 上海：复旦大学出版社，2010.

[11] 韩兆柱，单婷婷. 网络化治理、整体性治理和数字治理理论的比较研究 [J]. 学习论坛，2015，31（7）：44−49.

[12] 王雪竹. 基层社会治理：从网格化管理到网络化治理 [J]. 理论探索，2020（2）：76−80.

[13] 韩兆柱，李亚鹏. 数字化治理、网络化治理与网格化管理理论的比较研究 [J]. 学习论坛，2017，33（3）：41−46.

[14] 杨立华，黄河. 健康治理：健康社会与健康中国建设的新范式 [J]. 公共行政评论，2018，11（6）：9−29，209.

[15] 李志强. 网络化治理：意涵、回应性与公共价值建构 [J]. 内蒙古大学学报（哲学社会科学版），2013，45（6）：70−77.

[16] 楼园，李晓辉，高俊山. 网络化组织形式中的信任构建——新制度主义视角 [J]. 中国管理信息化，2009，12（15）：101−104.

[17] 朱立言，刘兰华. 变革时代的公共治理【三篇】：网络化治理及其政府治理工具创新 [J]. 江西社会科学，2010（5）：7−13.

[18] 郑光梁. 社会网络化治理的利益驱动机制 [J]. 沈阳大学学报（社会科学版），2017，19（5）：566−569.

[19] 吴瑞坚. 网络化治理视角下的协调机制研究——以广佛同城化为例 [J]. 城市发展研究，2014，21（1）：108−113.

[20] 孙牧. 网络化治理中治理责任的实现：责任设定与追究 [J]. 山东行政学院学报，2012（4）：1−5，10.

[21] 李进，赵小青. 网络化治理理念下我国社会矛盾纠纷化解机制探索 [J]. 南通航运职业技术学院学报，2016，15（2）：6−9.

[22] 王庆华，宋晓娟. 共生型网络化治理：社区治理的新框架与推进策略 [J]. 社会科学战线，2019（9）：218−224.

[23] 朱萌. 城市社区网络化治理的组织机制分析——基于天津市 X 区 L 街道的个案研究 [J]. 领导科学，2021（2）：8−12.

[24] 孔海东，张培，刘兵. 价值共创行为分析框架构建——基于赋能理论视角 [J]. 技术经济，2019，38（6）：99−108.

[25] 黄震，杨兵. "互联网＋"时代的残疾人人力资源开发——兼论科技赋能对于残疾人人力资源开发的突破性意义 [J]. 残疾人研究，2016（4）：3−6.

[26] 邹东升. 科技支撑赋能新时代社会治理 [J]. 国家治理，2019（41）：23−27.

[27] 秦上人，郁建兴. 从网格化管理到网络化治理——走向基层社会治理的新形态 [J]. 南京社会科学，2017（1）：87−93.

[28] 刘丽园. 现阶段我国政府基层治理的困境及突破路径——基于网络化治理的理论视角 [J]. 沿海企业与科技，2021（6）：29−34.

[29] 孙冰洁. 网络化治理公共管理现代发展新趋势 [J]. 管理观察，2019（30）：59−60.

[30] 廖炜. 社会治理中棘手问题的治理困境与网络化治理 [J]. 领导科学，2021（10）：41−44.

[31] 鲍鹏飞. 网络化治理：现实困境与优化路径 [J]. 天水行政学院学报，2017，18（6）：50−54.

[32] 韩兆柱，李亚鹏. 网络化治理理论研究综述 [J]. 上海行政学院学报，2016，17 (4)：103−111.

[33] 陈剩勇，于兰兰. 网络化治理：一种新的公共治理模式 [J]. 政治学研究，2012 (2)：108−119.

[34] Bwimana A. Health sector network governance and state-building in South Kivu, Democratic Republic of Congo [J]. Health Policy Plan，2017，32 (10)：1476−1483.

[35] Etemadi M，Kenis P，Ashtarian K. Network governance theory as basic pattern for promoting financial support system of the poor in Iranian health system [J]. BioMed Central Services Research，2021，21 (1)：556.

[36] 王学坤，龚俊丽，岳建军. 网络化治理视角下美国儿童青少年体力活动促进研究 [J]. 安徽师范大学学报（人文社会科学版），2021，49 (6)：143−154.

[37] Wiktorowicz M E，Fleury M J，Adair C E. Mental health network governance：comparative analysis across Canadian regions [J]. International Journal of Integrated Care，2010 (10)：60−62.

[38] Tremblay D，Touati N，Usher S. Patient participation in cancer network governance：a six-year case study [J]. BioMed Central Services Research，2021，21 (1)：929.

[39] 刘筱红，全芳，陈雪玲. 多元联动：进城务工女性心理健康问题的网络化治理研究 [J]. 湖北社会科学，2016 (3)：51−56.

[40] 孙玉栋，丁鹏程. 突发公共卫生事件的网络化治理 [J]. 中国特色社会主义研究，2020 (1)：26−31，37.

[41] 刘丽. 成都市慢性病分级管理评价指标体系构建研究 [D]. 重庆：重庆医科大学，2019.

[42] 国家卫生健康委统计信息中心. 全国第六次卫生服务统计调查报告 [M]. 北京：人民卫生出版社，2021.

[43] 张广清，黄燕，陈佩仪. 慢性病管理理论与实践 [M]. 北京：中国中医药出版社，2016.

[44] 蔡乐. 慢性病疾病负担研究理论与实践 [M]. 北京：科学出版社，2016.

[45] 徐彤武. 全球卫生：国家实力、现实挑战与中国发展战略 [J]. 国际政治研究，2016，37 (3)：9−40，3−4.

[46] 曾新颖，齐金蕾，殷鹏，等. 1990～2016 年中国及省级行政区疾病负担

报告 [J]. 中国循环杂志，2018，33（12）：1147—1158.

［47］殷鹏，齐金蕾，刘韫宁，等. 2005～2017 年中国疾病负担研究报告 [J]. 中国循环杂志，2019，34（12）：1145—1154.

［48］徐张燕，张敏，崔亚萍，等. 疾病负担研究的发展与应用 [J]. 中国肿瘤，2013，22（8）：638—643.

［49］心洁.《中国居民营养与慢性病状况报告（2020 年）》国务院新闻办公室 2020 年 12 月 23 日新闻发布会（摘要）[J]. 中老年保健，2021（2）：14—21.

［50］刘敏. 我国糖尿病地区分布及其疾病负担研究 [D]. 北京：中国疾病预防控制中心，2019.

［51］World Health Organization. Global status report on noncommunicable diseases 2014 [R]. 2014.

［52］顾景范.《中国居民营养与慢性病状况报告（2015）》解读 [J]. 营养学报，2016，38（6）：525—529.

［53］刺媛媛. 山西省主要慢性病疾病负担研究 [D]. 太原：山西医科大学，2021.

［54］李茜瑶，周莹，黄辉，等. 疾病负担研究进展 [J]. 中国公共卫生，2018，34（5）：777—780.

［55］殷鹏，齐金蕾，刘韫宁，等. 2005～2017 年中国疾病负担研究报告 [J]. 中国循环杂志，2019，34（12）：1145—1154.

［56］况艺，孙艳玲，荆凤，等. 癌症相关经济毒性概念分析 [J]. 护理研究，2021，35（20）：3695—3700.

［57］齐新业，刘欢，朱虹，等. 慢性病人群直接经济负担及经济风险分布的定位研究——基于第五次国家卫生服务调查 [C] //健康中国——第五届亚太卫生应急与救援国际大会会议论文摘要集. 2019.

［58］尹航，张鑫，王佳慧，等. 中国 2013 年慢性病住院患者自付直接经济负担及经济风险度分析 [J]. 中国公共卫生，2021，37（4）：618—622.

［59］张毓辉，翟铁民，柴培培，等. 我国心脑血管疾病治疗费用核算及预测研究 [J]. 中国卫生经济，2019，38（5）：18—22.

［60］王淑霞. 中国 15 个省原发性高血压患者经济负担及影响因素分析 [D]. 兰州：甘肃中医药大学，2021.

［61］郭莉娜，刘琰，杜丽红，等. 高血压直接经济负担趋势分析 [J]. 医学与社会，2016，29（5）：42—44，50.

［62］翟屹，胡建平，孔灵芝，等. 中国居民高血压造成冠心病和脑卒中的经济负担研究 [J]. 中华流行病学杂志，2006（9）：744—747.

［63］张广清，黄燕，陈佩仪. 慢病管理理论与实践［M］. 北京：中国中医药出版社，2016.

［64］侯儒寅. 冠心病疾病经济负担及影响因素分析［D］. 哈尔滨：黑龙江中医药大学，2012.

［65］夏保京，王少清. 慢性病管理学［M］. 上海：第二军医大学出版社，2014.

［66］张敏，刘伟，苏理玲，等. 泰国Nonthaburi府终末期肾病腹膜透析管理模式研究［J］. 成都医学院学报，2016，11（4）：501－503，506.

［67］宗楠. 终末期肾病血液透析和腹膜透析疾病经济负担及影响因素［D］. 郑州：郑州大学，2017.

［68］谢其鑫. 阿尔茨海默疾病经济负担及承担主体职责研究［D］. 北京：北京中医药大学，2019.

［69］包昕彤. 癌症疾病经济负担综述［J］. 中国市场，2016（27）：238－239.

［70］胡广宇，毛阿燕，董佩，等. 北京地区六种癌症患者的诊疗情况和疾病经济负担分析［J］. 肿瘤防治研究，2015，42（2）：171－176.

［71］张小娥，张彩莲. 慢性阻塞性肺疾病流行病学及疾病经济负担研究进展［J］. 中国慢性病预防与控制，2017，25（6）：472－476.

［72］赵晨杰，潘畅，隋凯欣，等. 抑郁对我国老年人群疾病经济负担影响的实证研究［J］. 中国卫生经济，2021，40（10）：69－73.

［73］邹宇华. 社区卫生服务管理学［M］. 北京：人民卫生出版社，2010.

［74］傅华. 健康教育学［M］. 北京：人民卫生出版社，2017.

［75］马骁. 健康教育学［M］. 北京：人民卫生出版社，2011.

［76］李鲁. 社会医学［M］. 北京：人民卫生出版社，2017.

［77］任明辉. 全球健康概论［M］. 北京：人民卫生出版社，2016.

［78］左晶晶，陈晨，曾曼丽，等. 吸烟与癌症相关性的研究进展［J］. 现代生物医学进展，2017，17（16）：3180－3183.

［79］黄瑛，朱娜，秦虹云，等. 社区老人睡眠质量与慢性病的相关性分析［J］. 国际精神病学杂志，2021，48（4）：656－659.

［80］叶燕霞，林家仕，郑磊石. 睡眠、工作久坐、体力活动与成年人慢性疾病关系［J］. 体育科学研究，2021，25（4）：53－63.

［81］金鑫，周莎. 日本血吸虫病和肿瘤关系的研究进展［J］. 热带病与寄生虫学，2021，19（5）：288－291.

［82］叶家才，崔书中，巴明臣. 原发性肝癌的流行病学特征及其危险因素［J］. 实用医学杂志，2008（10）：1839－1841.

［83］单玮，张涛，张铁军，等. 我国女性人乳头瘤病毒（HPV）感染的流行

病学现状 [J]. 中华疾病控制杂志，2017，21（1）：89－93.

[84] 牛佳慧，李琳，沈国双，等. 高原性心脏病的研究进展 [J]. 高原医学杂志，2018，28（3）：59－64.

[85] 栾桂杰，周脉耕. 气温对人群健康影响研究进展 [J]. 大家健康（学术版），2015，9（22）：14－16.

[86] 韩珊，王铜，侯杰，等. 中国克山病防控空间描述性研究 [J]. 中国公共卫生，2020，36（8）：1128－1131.

[87] 范中学，周蓉，郭大伟，等. 陕西省饮水型地方性砷中毒防治效果评价 [J]. 中华地方病学杂志，2021，40（11）：902－905.

[88] 国家统计局. 中华人民共和国 2019 年国民经济和社会发展统计公报 [EB/OL]. http://www. stats. gov. cn/tjsj/zxfb/202002/t20200228_1728913. html.

[89] 朱凯. 人口老龄化背景下我国老年人口慢性病患病现状及影响因素分析 [D]. 南京：南京邮电大学，2021.

[90] 刁文丽，游弋，潘磊磊，等. 辽宁省 12143 名城乡居民慢性病患病现状及主要危险因素分析 [J]. 现代预防医学，2017，44（10）：1793－1797，1813.

[91] 颜玮，朱丽萍，范为民，等. 江西省城乡居民常见慢性病流行现状分析 [J]. 江西医药，2017，52（10）：951－953，957.

[92] 韩蕊，汤哲，马丽娜，等. 北京市城乡老年人慢性病状况及相关因素分析 [J]. 北京医学，2016，38（10）：994－998.

[93] 李潇，蔡乐，王旭明，等. 云南省农村老年人五种常见慢性病及共病的流行现状及与社会经济地位的关系 [J]. 中华疾病控制杂志，2019，23（6）：630－634.

[94] 苏蓉. 云南省四个独有少数民族糖尿病患病、管理和控制现状及社会经济影响研究 [D]. 昆明：昆明医科大学，2017.

[95] 纪颖，孙磊，张炎，等. 北京市小学生慢性病相关健康行为的社会影响因素分析 [J]. 卫生研究，2015，44（5）：703－710.

[96] 吕兰婷. 国际慢性病管理理论模型对我国的启示 [J]. 中国卫生信息管理杂志，2015，12（5）：529－534.

[97] 李陈晨. 基于 ICCC 框架的社区慢性病防治质量改善机制研究 [D]. 北京：北京协和医学院，2015.

[98] 肖祥，毛楠，陈琪，等. 慢性肾脏病患者的管理现状及对策 [J]. 成都医学院学报，2021，16（5）：661－665，669.

[99] 陈仰东. 从疾病治疗转向疾病管理——兼论慢病治疗方式转变 [J]. 中

国医疗保险, 2017 (1): 9-11.

[100] Provan K G, Kenis P. Modes of network governance: structure, management and effectiveness [J]. Journal of Public Administration Research and Theory, 2008, 18 (2): 229-252.

[101] 王少娜, 董瑞, 谢晖, 等. 德尔菲法及其构建指标体系的应用进展 [J]. 蚌埠医学院学报, 2016, 41 (5): 695-698.

[102] 鲍勇. 基于家庭医生制度的绩效评价指标和体系研究 [J]. 中华全科医学, 2014, 12 (1): 1-3, 126.

[103] 李宁秀. 社会医学 [M]. 成都: 四川大学出版社, 2017.

[104] 卢秋颖. 某三甲医院职能部门绩效评价指标体系的研究与建立 [D]. 北京: 北京中医药大学, 2016.

[105] 杨硕, 张淑杰, 徐晶, 等. 基于德尔菲法构建黑龙江省医院临床医生绩效评价指标体系 [J]. 中国卫生经济, 2016, 35 (11): 69-72.

[106] 柯雄, 陈英耀, 胡献之, 等. 公立医疗机构公益性指标赋权中的方法比较与权重优化 [J]. 中国卫生经济, 2013, 32 (8): 68-70.

[107] 国务院发展研究中心社会发展部. 推进分级诊疗: 经验·问题·建议 [M]. 北京: 中国发展出版社, 2017.

[108] 张敏, 肖月, 袁静, 等. 我国慢性病社区健康管理现状研究 [J]. 成都医学院学报, 2019, 14 (5): 650-653, 657.

[109] 程海霞, 李洁, 方莉, 等. 以人为本的一体化卫生服务模式的国际经验及启示 [J]. 卫生经济研究, 2019, 36 (5): 31-34.

[110] 方鹏骞, 蒋帅, 杨兴怡, 等. 我国分级诊疗制度实施的关键问题与对策探讨 [J]. 中国医院管理, 2016, 36 (11): 1-3.

[111] 刘诗莉. 遵义市红花岗慢性非传染性疾病社区健康管理的评估研究 [D]. 遵义: 遵义医学院, 2017.

[112] 李配瑶, 王黎君. 中国人群重点慢性病疾病负担现状 [J]. 包头医学院学报, 2017, 33 (7): 138-141.

[113] 安娜, 朱美英, 王春芳, 等. 基于服务质量差距模型的社区慢性病防治服务质量评价体系研究 [J]. 医学与社会, 2016, 29 (7): 62-65.

[114] 王常颖, 李芬, 陈多, 等. 以人为本的整合型服务模式在英国的实践及经验借鉴 [J]. 中国卫生资源, 2019, 22 (6): 430-434, 455.

[115] 靖瑞锋, 刘子青, 徐涛. 互联网+大数据助力整合型慢性病防控体系建设 [J]. 重庆医学, 2019, 48 (7): 1081-1083, 1088.

[116] 高志军. 组织间信任对第三方物流整合及企业绩效的作用机理——环境不确定性的调节作用 [J]. 中国流通经济, 2019, 33 (10): 22-32.

网络化治理视野中的慢性病分级管理体系研究

[117] Mcallister D J. Affect and cognition-based trust as foundations for interpersonal cooperation in organizations [J]. Academy of Management Journal, 1995, 38 (1): 24−59.

[118] 鲁晓慧, 李妍君, 魏来, 等. 医联体背景下贵州省县乡医院间合作关系、信任关系与合作效果的关联研究 [J]. 医学与社会, 2020, 33 (9): 15−19.

[119] 韩福国, 张开平. 社会治理的"协商"领域与"民主"机制——当下中国基层协商民主的制度特征、实践结构和理论批判 [J]. 浙江社会科学, 2015 (10): 48−61, 156.

[120] 于宏杰, 邵月琴, 张黎明. 上海市嘉定区慢性病综合防控服务现状分析 [J]. 健康教育与健康促进, 2018, 13 (2): 115−118.

[121] 何伟丽, 闫世春, 许丽丽, 等. 黑龙江省疾病预防控制系统慢性病预防控制能力评估 [J]. 慢性病学杂志, 2018, 19 (9): 1172−1175.

[122] 孙晓凡, 陈旻洁, 倪阳, 等. 上海市社区卫生服务中家庭医生制改革的居民认知情况分析 [J]. 中华全科医学, 2015, 13 (12): 1907−1909.

[123] 吕兰婷, 邓思兰. 我国慢性病管理现状、问题及发展建议 [J]. 中国卫生政策研究, 2016, 9 (7): 1−7.

[124] 沈信姿, 吴素雄. 我国二级医院的发展困境与出路 [J]. 中华医院管理杂志, 2021, 37 (10): 864−867.

[125] 申梦晗, 李亚青. 医疗保险干预能否缓解三级医院的"虹吸效应"?——基于某大城市的实证研究 [J]. 公共行政评论, 2021, 14 (2): 61−84, 229−230.

[126] 陈源源, 孙宁玲, 祝亮, 等. 我国县级医院高血压慢性病管理现状调查 [J]. 中华医院管理杂志, 2022, 38 (2): 121−124.

[127] 杨超, 郑雪倩, 高树宽. 立法推进分级诊疗制度建设的思考 [J]. 中国医院管理, 2018, 38 (2): 21−23.

[128] 李星蓉, 高广颖, 胡星宇, 等. 分级诊疗背景下北京市三级医院诊疗病种构成现状与功能定位适配性分析 [J]. 中国医院, 2021, 25 (9): 37−40.

[129] 周玉涛, 刘忠志, 李春雷, 等. 某地区医院慢性病管理现状调查与分析 [J]. 湖北医药学院学报, 2021, 40 (3): 291−293.

[130] 苏向东. 国务院要求全面启动医联体建设试点人人都有关 [EB/OL]. (2017−04−14) [2018−01−03]. http://www.china.com.cn/news/2017−04/14/content_406 21690.html.

[131] 辛越, 刘晶, 师成, 等. 基于四种不同类型医联体模式的 SWOT 分析

[J]. 卫生软科学, 2018, 32 (7): 10-14.

[132] 杜丁. 全国 205 各地级以上城市试点医联体形成四种成熟模式 [EB/OL]. (2017-04-14) [2018-01-03]. http://finance. china. com. cnnews201704 144175491. shtml.

[133] 易利华. 四种模式的探索之路 [J]. 中国卫生, 2017 (4): 56-57.

[134] 崔芳, 仇玉青. 远程医疗: 新模式需要新理念 [N]. 健康报, 2017-02-24.

[135] 郝兰兰. 跨区域专科联盟样本解析: 专家团队为基 管理团队为本 [N]. 健康界, 2017-05-19.

[136] 吴峥嵘, 杨秀萍, 李战国, 等. 大数据下优化的慢病分级管理干预对基层高血压患者的治疗效果探讨 [J]. 兵团医学, 2021, 19 (1): 12-14.

[137] 张敏. 深圳市医联体内双向转诊现状及下转影响因素研究 [D]. 汕头: 汕头大学, 2021.

[138] 李海宴, 杨晓辉, 左惠娟, 等. 北京不同级别医院门诊高血压患者治疗状况分析 [J]. 中华心血管病杂志, 2005 (2): 74-77.

[139] 柏广浩. 对扬州市双桥社区高血压管理情况的调查分析 [D]. 扬州: 扬州大学, 2020.

[140] 陈秀芝, 李芬, 陈多, 等. 上海市慢性病单病种整合医疗卫生服务体系的实践探索——以脑卒中、高血压、糖尿病为例 [J]. 中国卫生资源, 2019, 22 (6): 425-429.

[141] 付雯雯, 李玉明, 王振国, 等. 分级管理模式在社区高血压患者健康管理中的应用 [J]. 西北国防医学杂志, 2021, 42 (3): 178-182.

[142] 戴慧敏, 陈瑜, 刘伟, 等. "全科-专科"分级管理模式对签约 2 型糖尿病患者干预效果队列研究 [J]. 中国社区医师, 2021, 37 (2): 186-188.

[143] 赵岩. 苏州市 K 医联体模式下糖尿病管理的现状、问题及对策研究 [D]. 苏州: 苏州大学, 2020.

[144] 杨小玲, 袁丽. 糖尿病分级管理的研究进展 [J]. 中国实用护理杂志, 2019 (17): 1357-1361.

[145] 付望. 分级诊疗政策下西安市碑林区社区糖尿病管理及其效果分析 [D]. 西安: 西安医学院, 2019.

[146] 李丽丽, 桑文凤. 冠心病患者自我健康管理的现状及影响因素 [J]. 河南医学研究, 2020, 29 (23): 4417-4418.

[147] 徐萧, 刘炜, 肖玉芬. 在社区医疗工作中实施冠心病三级预防的问题分

析 [J]. 中国基层医药, 2019, 26 (5): 638-640.

[148] 孙曼珊, 张红, 刘智利. 冠心病双心护理的慢性病管理现状 [J]. 全科护理, 2021, 19 (9): 1198-1201.

[149] 孙丽娜, 杨玲, 杜雪平. 月坛社区规范化管理冠心病患者的健康现况调查 [J]. 中华全科医师杂志, 2022, 21 (1): 24-29.

[150] 中国心血管健康与疾病报告编写组. 中国心血管健康与疾病报告 2019 概要 [J]. 中国循环杂志, 2020, 35 (9): 833-854.

[151] 中国心血管健康与疾病报告编写组. 中国心血管健康与疾病报告 2020 概要 [J]. 中国循环杂志, 2021, 36 (6): 521-545.

[152] 潘锋. 加强心脑血管病高危人群管理至关重要——访问郑州大学第一附属医院脑血管病医院院长许予明教授 [J]. 中国医药导报, 2019, 16 (32): 1-3.

[153] 《中国脑卒中防治报告》编写组. 《中国脑卒中防治报告 2019》概要 [J]. 中国脑血管病杂志, 2020, 17 (5): 272-281.

[154] 《中国脑卒中防治报告》编写组. 《中国脑卒中防治报告 2020》概要 [J]. 中国脑血管病杂志, 2022, 19 (2): 136-144.

[155] 陆建霞, 陈进, 智娟, 等. 盐城市脑卒中患者社区康复现况调查 [J]. 按摩与康复医学, 2021, 12 (18): 20-23.

[156] 张莉, 孙增鑫, 闫彦宁, 等. 河北省县级公立综合医院康复医学科及脑卒中康复治疗现状调查 [J]. 中国康复医学杂志, 2022, 37 (6): 789-792, 797.

[157] 刘伟, 陈志锋, 王靖, 等. 影响房县山区出血性卒中患者预后的因素分析及改进措施 [J]. 湖北医药学院学报, 2021, 40 (6): 629-631.

[158] 王任直, 常健博, 冯铭. 出血性卒中精准诊断、评估、预测及治疗展望 [J]. 中国现代神经疾病杂志, 2019, 19 (9): 618-621.

[159] 崔萌毓. 慢性肾脏病患者的三级管理体系研究 [D]. 北京: 首都医科大学, 2017.

[160] De Wilde M, Speeckaaert M, Van Biesen W. Can in-creased vigilance for chro-nic kidney disease in hospitalised patients decrease late referral and improve dialysis-free survival [J]. BMC Nephrology, 2018, 19 (1): 74.

[161] 秦洺嫣. 阿尔茨海默病患者家属困境: 病人的照护难题 [D]. 南京: 南京大学, 2021.

[162] 中国微循环学会神经变性病专委会, 中华医学会神经病学分会神经心理与行为神经病学学组, 中华医学会神经病学分会神经康复学组. 阿尔

茨海默病康复管理中国专家共识 2019［J］. 中华老年医学杂志，2020，39（1）：9-19.

［163］涂耀明. 社会工作介入阿尔茨海默症患者及其家人的方法与途径［D］. 扬州：扬州大学，2018.

［164］阿尔茨海默病日主题论坛：阿尔茨海默病防治，从不太早，永不言迟［EB/OL］.（2020-09-21）［2022-6-1］. https://baijiahao. baidu. com/s?id=1678 443427879396776& wfr=spider&for=pc.

［165］汪璇. 阿尔茨海默症患者照护研究—H 市 G 嵌入式养老机构个案分析［D］. 合肥：安徽大学，2019.

［166］尹放. 重庆市社区居民肿瘤预防知识认知与需求调查研究［D］. 重庆：重庆医科大学，2014.

［167］郑莹. 上海市肿瘤预防控制工作 70 年回顾［J］. 中国卫生资源，2019，22（4）：269-273，289.

［168］海南省乳腺癌防治一体化专病联盟成立［EB/OL］.（2022-5-21）［2022-6-1］. https://new. qq. com/omn/20220521/2022 0521A0BFL300. html.

［169］张雅萍，王丽娟，赵露萍，等. 防癌信息化风险评估系统对社区肿瘤筛查应用效果评价［J］. 社区医学杂志，2021，19（23）：1395-1399.

［170］兰克涛，刘晓宁，李黎，等. 完善肿瘤预防及诊疗和康复服务体系建设［J］. 中华医院管理杂志，2016，32（6）：468-469.

［171］金融界. 众巢医学搭建乳腺癌分级诊疗能力提升平台，助力乳腺癌诊疗水平均衡化［EB/OL］.（2021-7-27）［2022-6-1］. https://baijiahao. baidu. com/s?id=17064449046259539 94&wfr=spider&for=pc.

［172］杨培蔚，李国辉，马飞，等. 北京市 76 家医院恶性肿瘤化疗质控现状调查研究［J］. 中华肿瘤杂志，2018，40（4）：280-283.

［173］李芬，桑培敏，朱碧帆，等. 上海市恶性肿瘤死亡患者临终期住院行为分析［J］. 中国卫生经济，2019，38（5）：65-70.

［174］阎隽，黄敏，黄岳青，等. 慢性阻塞性肺疾病的社区健康管理［J］. 中华全科医师杂志，2022，21（5）：401-407.

［175］陈荣昌，梁振宇，王凤燕. 我国慢性阻塞性肺疾病早期防控的现状、挑战与思考［J］. 中华健康管理学杂志，2022，16（2）：73-76.

［176］文富强，陈磊. 中国慢性阻塞性肺疾病诊疗的现存问题与思考［J］. 中华医学杂志，2020，100（2）：81-84.

［177］唐星瑶，黄可，陈昉园，等. 中国县级医院慢阻肺诊治及管理能力现状调查［J］. 中华健康管理学杂志，2022，16（4）：222-228.

[178] 李建，冯芮华，崔月颖，等. 我国三级医院药物治疗慢阻肺患者的经济负担分析 [J]. 中国卫生经济，2015，34（9）：66—68.

[179] 马郑英. 湘潭多中心慢性阻塞性肺疾病住院患者分布及分级诊疗的现状 [D]. 衡阳：南华大学，2020.

[180] 李婷，杨莉. 北京市某医联体基层医疗机构慢性阻塞性肺疾病分级诊疗情况调查 [J]. 临床药物治疗杂志，2019，17（7）：51—54.

[181] 张五芳，马宁，王勋，等. 2020年全国严重精神障碍患者管理治疗现状分析 [J]. 中华精神科杂志，2022，55（2）：122—128.

[182] 胡超，王子健，熊欢，等. 积极老龄化视角下我国社区老年精神卫生服务研究 [J]. 淮北师范大学学报（哲学社会科学版），2021，42（5）：62—67.

[183] 蒋霞，赵文莉，潘卫民，等. 甘肃省70538例居家重性精神疾病患者管理效果评价 [J]. 中国神经精神疾病杂志，2017，43（1）：26—30.

[184] 刘勤. 精神疾病患者诊疗行为调查研究 [D]. 兰州：兰州大学，2012.